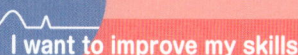

ナースのためのスキルアップノート

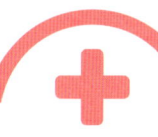

看護の現場ですぐに役立つ

モニター心電図

患者さんに信頼される看護技術が身に付く！

佐藤 弘明 著

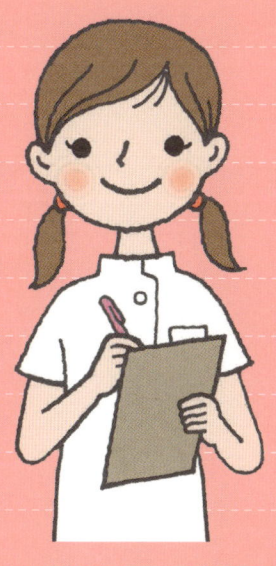

秀和システム

はじめに

　私が心電図の勉強を始めたのは医学部4年生の頃だったと思います。当時の私は一からしっかり勉強しようと図書館に行き分厚い心電図の本を借りてきました。だいたいそういう本はまず心電図の細かい理論から書いてあります。

　…が、なかなか理解するのは難しいです。そして、少し心電図を勉強するのが嫌になります。

　細かい理論の後はたくさんの心電図の説明があります。順に読んで見ても、どれが大事なのかが分かりません。また、何より「だから何？」という感じです。つまり、心電図の細かい説明は書いてあるのですが、治療法が書いてありません。その結果、何となく分かったような分からないようなで終わってしまいます。

　その後、心電図の勉強を続け、「あの内容は勉強する必要なかったな」とか、「これを優先的に勉強するのが効率が良いな」ということが分かるようになりました。

　この本では「この内容は勉強する必要がなかった。」と思ったことは一切書いておりません。そして「優先して勉強すべき内容」から順に書いてあります。

　ぜひ本書を利用して、無駄のない効率的な心電図の勉強をしていただければと思います。

2015年8月　佐藤　弘明

監修の序

 新しい医学知識を学び技能の刷新に努めることは、医療に携わる者にとっての義務です。特に、看護の現場では、座学としての医学だけではなく、すぐに使える実学としての医学を学び吸収することがとても重要です。
 新しい知識だけではなく、古くから知られている基本的な知識についても、しっかりと身につけておくことは、日進月歩で進む医療に対処し、応用を広げるうえでも大事なことです。

 本書は、日常的に行われている心電図の検査や治療の基本的な内容について、基礎的なことから、最新の知見までわかりやすく解説しています。
 また、「患者さんが○○の状態になったときには、どうのように対応したらいいか？」など、具体的な例を挙げながら解説していますので、明日からの医療現場でも、すぐに役立つような内容になっています。
 初学者にとっては、「この波形のときには、どうすればよいのかな？」など、疑問に感じることが多いかも知れません。
 しかし、読者のみなさんの中には、教科書を読んで調べるのに時間を費やすことが難しかったり、読んでも疑問が解決しなかったりする方もおられるでしょう。

 本書は病態生理を説明しながら、そうした疑問をズバリ解決します。正しい基本的な知識を、効率よく学ぶことができるので、忙しい読者にとっても、お勧めのテキストといえます。
 また、看護学を教える先生におかれましても、指導・教育のためのサブテキストとしてご活用していただければと思います。本書を広くご利用いただき、医療の様々な場面でお役に立つことができれば、監修者として望外の喜びです。

2015年8月　新谷　太

看護の現場ですぐに役立つ
モニター心電図

contents

はじめに …………………………………………… 2
監修の序 …………………………………………… 3
この本の登場人物 ………………………………… 7
本書の特長 ………………………………………… 8
本書の使い方 ……………………………………… 13

chapter 1 これだけは覚えよう心電図の基本

心拍数と波形に注目しましょう！ ………………………………………… 18
波形を読むとはパターンを知ることです！ ……………………………… 19
正常な心電図のことを知りましょう ……………………………………… 23
心臓は命令が伝わると収縮する …………………………………………… 24
P波とQRS波の意味を覚える ……………………………………………… 25
ドクターコールのポイント ………………………………………………… 26

chapter 2 超緊急な心電図

超緊急な心電図❶　心室細動 ……………………………………………… 30
超緊急な心電図❷　心室頻拍 ……………………………………………… 34
　ちょっと休憩　心拍数が多いのはいけない？ ………………………… 40
　ちょっと休憩　「あきみちくん」と覚えましょう（電極の貼り方）… 41
超緊急な心電図❸　心静止 ………………………………………………… 42
超緊急な心電図❹　無脈性電気活動 ……………………………………… 48
　ちょっと休憩　AEDの適応は？ ………………………………………… 52
　ちょっと休憩　AEDの使い方とポイント ……………………………… 53
✚超緊急な心電図のまとめ ………………………………………………… 55

chapter 3 緊急な心電図

- 房室ブロックの基礎知識 …………………………………………………… 58
- 緊急な心電図❶　第3度房室ブロック ……………………………………… 60
  - ちょっと休憩　ペーシングって？ ………………………………………… 65
- 緊急な心電図❷　第2度房室ブロック ……………………………………… 66
- 緊急な心電図❸　洞不全症候群 ……………………………………………… 72
- 緊急な心電図❹　心房細動 …………………………………………………… 77
- 緊急な心電図❺　心房粗動 …………………………………………………… 82
- 緊急な心電図❻　発作性上室頻拍 …………………………………………… 87
  - ちょっと休憩　心房細動、心房粗動、発作性上室頻拍の見分け方 …… 90
  - ちょっと休憩　頻拍にもペーシング？ …………………………………… 91
- ✚緊急な心電図のまとめ ……………………………………………………… 92

chapter 4 ケース・バイ・ケースな心電図

- ケース・バイ・ケースな心電図❶　洞性頻脈 ……………………………… 94
  - ちょっと休憩　タキってる？ ……………………………………………… 98
- ケース・バイ・ケースな心電図❷　洞性徐脈 ……………………………… 99
  - ちょっと休憩　心拍数と脈拍数との違い ……………………………… 103
- ケース・バイ・ケースな心電図❸　心室期外収縮 ……………………… 104
- ケース・バイ・ケースな心電図❹　上室期外収縮 ……………………… 109
- ケース・バイ・ケースな心電図〈番外編〉　アーチファクト …………… 113
- ✚ケース・バイ・ケースな心電図のまとめ ……………………………… 118
- 心電図を学習して …………………………………………………………… 119
- 演習問題 ……………………………………………………………………… 120

chapter 5 心電図をより詳しく知る

心電図の目盛を知る ……………………………………………………………… 124
心拍数が「300÷大きいマス目の数」で計算できる理由 ……………………… 125
上室性と心室性のQRS幅の違い ……………………………………………… 128
第2度房室ブロックの分類 ……………………………………………………… 130
Wenckbach型房室ブロック …………………………………………………… 133
（ヴェンケバッハ）
第1度房室ブロック ……………………………………………………………… 136
洞不全症候群の分類 …………………………………………………………… 139
ペースメーカ心電図 …………………………………………………………… 142
12誘導心電図 …………………………………………………………………… 145
なぜ12個も誘導が必要なのか ………………………………………………… 149
心筋梗塞・狭心症 ……………………………………………………………… 150
✚14個の心電図のまとめ ……………………………………………………… 152

あとがき ……………………………………………………………………………… 157
索引 ………………………………………………………………………………… 158

この本の登場人物

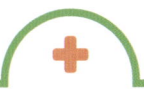

本書の内容をより的確に理解していただくために医師、
ベテランナース、先輩ナースからのアドバイスやポイントの説明を掲載しました。
また、新人ナースや患者さんも登場します。

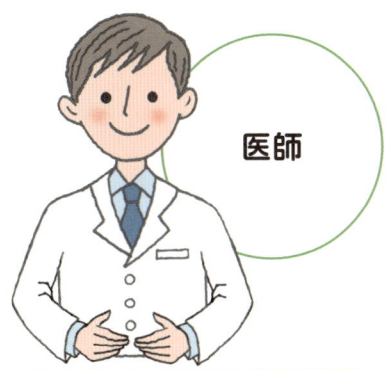

医師

病院の勤務歴8年。的確な判断と処置には評判があります。

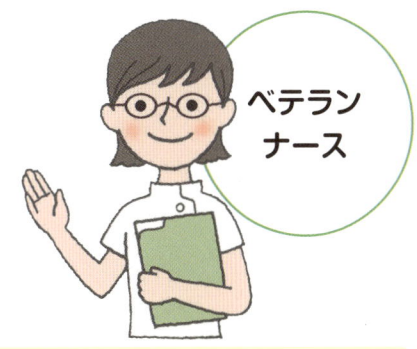

ベテランナース

看護師歴12年。優しさの中にも厳しい指導を信念としています。

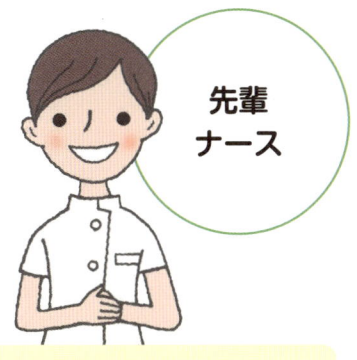

先輩ナース

看護師歴5年。新人ナースの指導役でもあります。

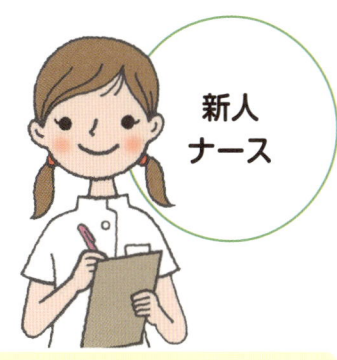

新人ナース

看護師歴1年いろいろな病気の心電図について、「Nurse Note」をまとめながら、勉強しています。

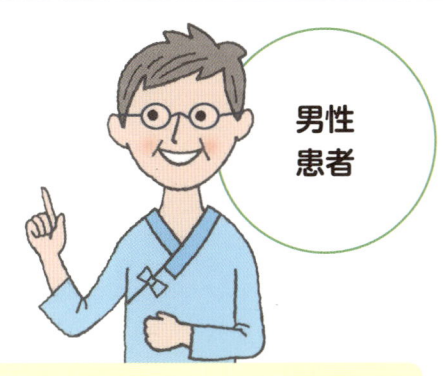

男性患者

心電図検査への気持ちなどを語っていただきます。

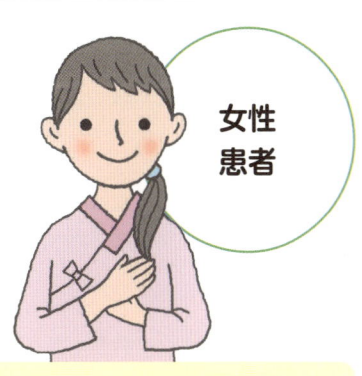

女性患者

患者が抱く気持ちなどを語っていただきます。

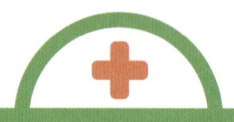

本書の特長

　これからいろいろな病気の心電図を勉強していきます。中にはすぐに対処が必要な心電図もあれば、経過観察でよい心電図もあります。

　さて、心電図を勉強しようとする人にとって、どれが緊急性が高く、どれが緊急性が低いかの判断は難しいものです。しかし、多くの書籍では先に原理原則の説明から入るため、実践的で緊急性の高い心電図のページにたどり着く前に、挫折してしまうこともあります。

　本書では、看護師さんにとって、本当に役に立つ心電図の知識を的確に理解していただくことを目的としています。

役立つポイント1　心電図の細かい数値の記載はしません。

　心電図を勉強しようと思い、教科書を開いたところ、正常値がずらーっと書いてあり、

「これを覚えなければいけないのかぁ。わたし無理……」

と思ったことはありませんか？

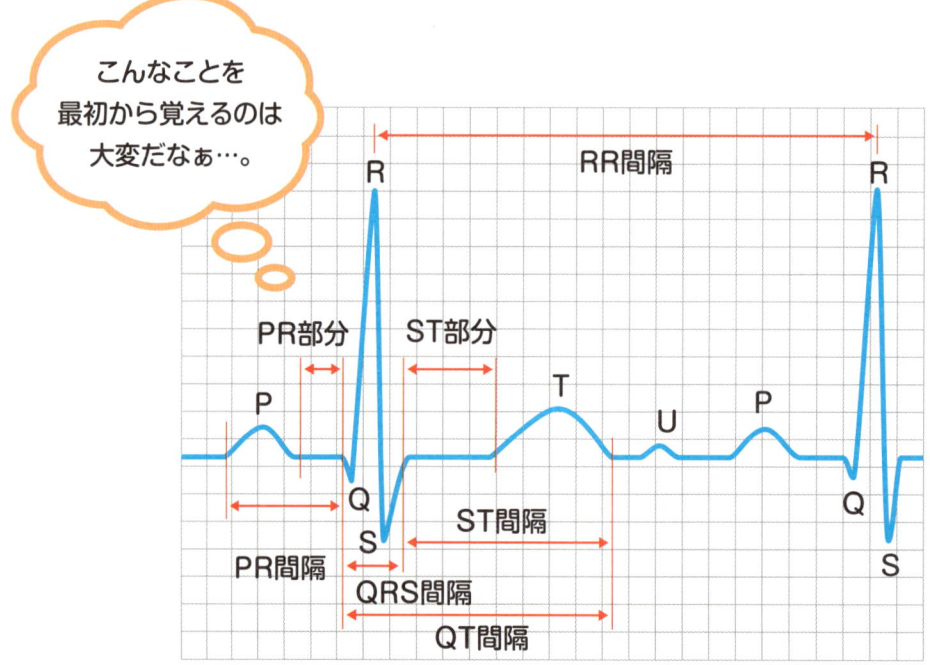

P波	幅	～2.75mm(0.11秒)未満
	高さ	～2.5mm(0.22mV)未満
QRS波	幅	2.5mm(0.10秒)以下
T波	形	左右対称
PQ間隔(時間)		3～5mm(0.12～0.20秒)
RR間隔		15～25mm(3～5マス)
QT間隔(時間)		0.36～0.44秒　※補正QT時間(QTc時間)

> こんな数字に
> どんな意味があるのか、
> チンプンカンプン…。

でも大丈夫、初めからこれらを覚える必要はありません。
　これから心電図を学ぼうとしているときに、初めからこれらの正常値を説明する意味はありません。

「えっ、正常値を覚えなくていいの？」

と思われるかもしれませんが、大丈夫です。必要なときはその都度、説明します。
　臨床の現場で知っておくべき数値は、すべて本書に出てきます。安心してください。

役立つポイント2　心電図の細かい原理の話はしません。

　心電図の細かい原理は、心電図の発展のためには大事な知識なのですが、これから心電図の勉強を始めようとする人には必要ありません。逆によくわからなくなって、心電図の勉強が嫌になるかもしれないからです。

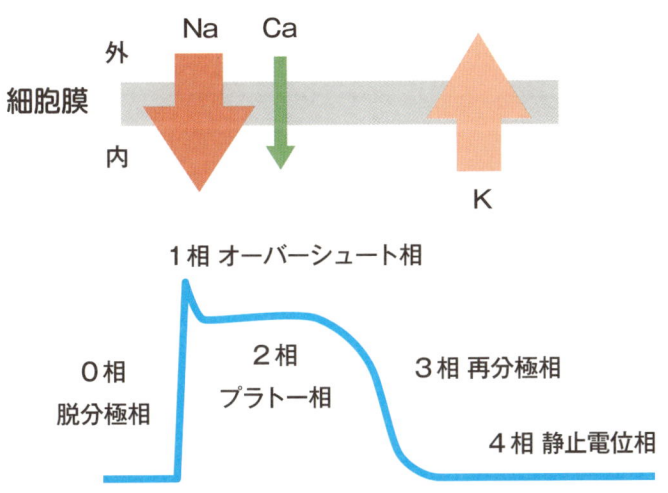

役立つポイント3　緊急性の高い心電図から説明します。

本書で覚えていただきたい心電図を「超緊急な心電図」「緊急な心電図」
「ケース・バイ・ケースな心電図」に区分しました。

超緊急な4つの心電図
　即ドクターコールが必要かつ看護師さんも治療を行う必要がある4つの心電図を学びましょう。

緊急な6つの心電図
　ドクターコールが必要な6つの心電図を学びましょう。
　看護師さんが直接行う治療はありません。

ケース・バイ・ケースな4つの心電図
　基本的に経過観察ですが、ドクターコールが必要な場合もある4つの心電図を学びましょう。

役立つポイント4　すべての心電図に病歴を記載しました。

心電図の所見が書いてある本は、多数存在します。
例えば、こんな感じです。

完全房室ブロック
①P波とQRS波のつながりがまったくなく、お互いにまったく無関係に出現する
②P波もQRS波も一定の間隔で出現する
③PP間隔よりRR間隔の方が長い

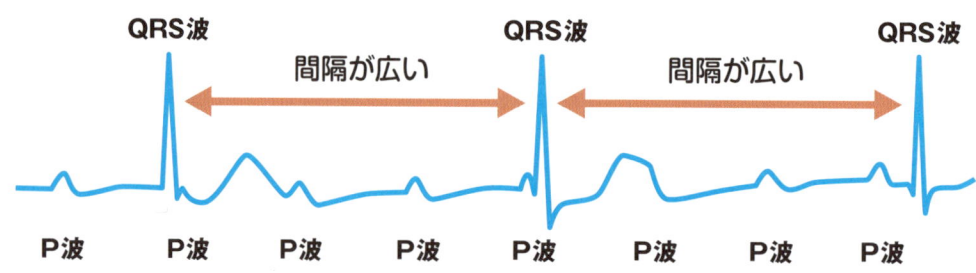

これを読んでどのように感じますか？

「ふ～ん、状況はよくわからないけど、これが完全房室ブロックかぁ」

としか思っていなかったら、勉強している意味がありません。
　完全房室ブロックは致死的です。実際の患者さんはこんな感じです。

　76歳女性。昨日転倒し骨折し、手術目的のため入院中である。モニター心電図で異常が見られたため、病室を尋ねたところ、**意識ははっきりせず、手足は冷たい状態**であった。

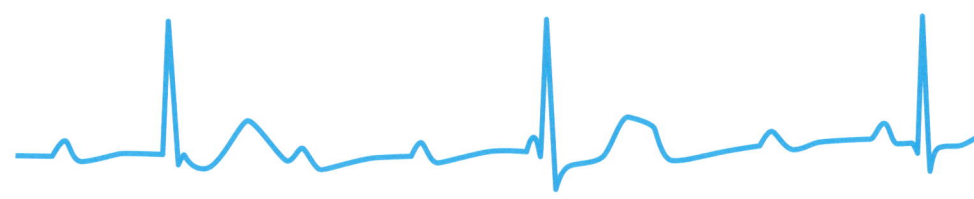

　意識ははっきりせず、手足は冷たくなっていますね。かなり緊急性が高そうです。こんな大変な状況だと思っていましたか？
　この状況が思い浮かばないようでは、心電図の勉強は所見を覚えるだけの作業になってしまいます。
　本書では、実際の状況をイメージしながら勉強できるよう、すべての心電図に特徴的な病歴を記載しました。
　その結果、病院内での実際の状況をイメージすることができ、楽しくかつ真剣に勉強できます。

役立つポイント5　すべての心電図に対処のポイントを記載しました。

「で、結局どうすればいいの？　ドクターコール？　経過観察？」

これが看護師さんの一番知りたいことだと思います。
本書では、すべての心電図に看護師さんがどうすべきかを記載しました。
特に夜勤や休日など、医師がすぐ近くにいない場合にも役に立つでしょう。

- ドクターコール
- CPR
- AED
- 経過観察

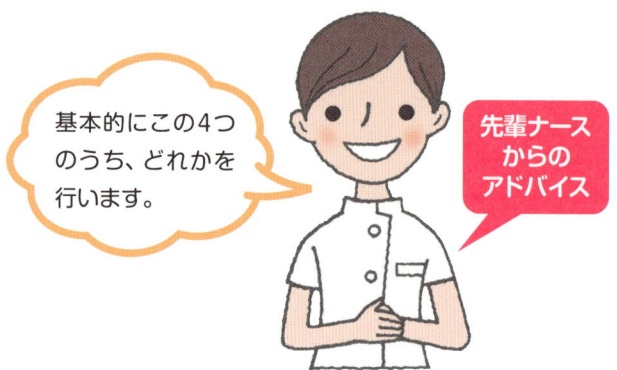

役立つポイント6　ドクターコールの具体例を記載しました。

「ドクターコールをしましょう」と言われても、何て言っていいかわからないですよね。本書では、すべてのケースでドクターコールのポイントと具体例を載せました。

本書を参考に、自分なりにイメージトレーニングしておくと、本番でスムーズに、医師に状況を伝えることができるようになります。

役立つポイント7　医師が行う治療を記載しました。

ドクターコールしたのち、医師の治療が始まります。その際、看護師が医師のサポートにつくこともあります。医師はどのようなことをするのか、どんな器具を準備したらよいのかを説明します。

- アドレナリン
- 挿管チューブ
- アンビューバック
- シリンジ
- 点滴
- 点滴のチューブ

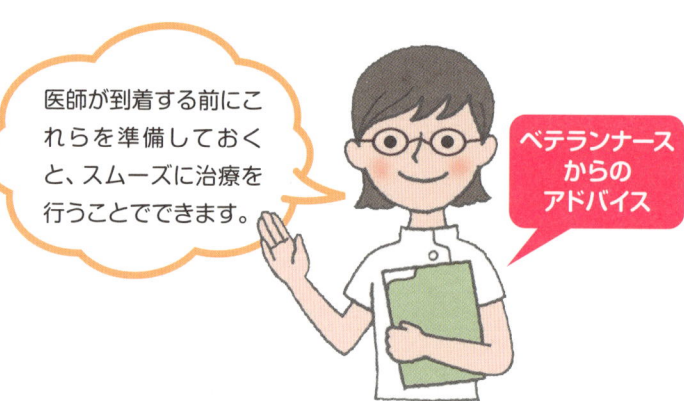

本書で勉強していただき、すぐに実践できる知識を身につけていただければと思います。

本書の使い方

本書は、「基礎編」と「発展編」に相当する章から構成されています。

基礎編

第2章から第4章において、病棟で経験することの多い14個の心電図をひとつずつ見ていきます。各心電図ごとの内容は、次の項目から構成されています。

- ❶ **病態と症状**
- ❷ **心電図の波形**
- ❸ **対処法**
- ❹ **ドクターコール**
- ❺ **医師による治療**
- ● **心電図の症例と対処のポイント**
- ● **Nurse Note**

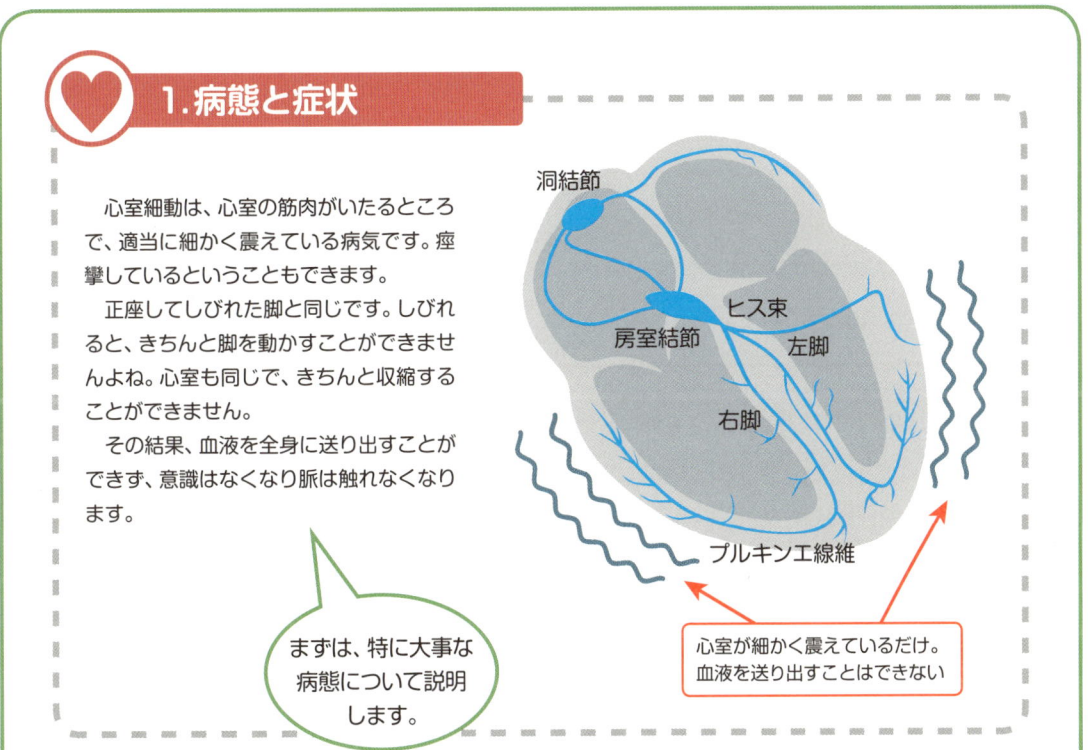

2. 心電図の波形

波形がめちゃくちゃ

　心室が細かく震えているので、心電図も細かく震えているような波形になります。簡単にいえばめちゃくちゃで、規則性がありません。
　この波形は心電図の中で特に重要なので必ず覚えてください。

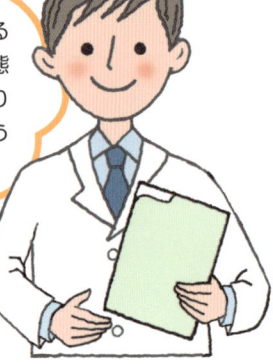

波形の所見は丸暗記するものではありません。病態から、「こんな所見になりそうだなぁ」と思えるようになることが重要です。

間隔がバラバラ

高さがバラバラ

幅がバラバラ

心電図の波形をわかりやすく解説しています。

この心電図を見たらどうすればよいか考えていきましょう。

ベテランナースからのアドバイス

3. 対処法

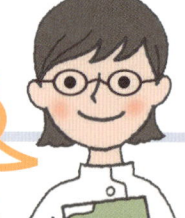

AEDの使い方はP53参照

　すぐに**心肺蘇生（CPR）**と**AED**が必要です。まずは多くの人を呼びましょう。必要ならコードブルーを行ってください。
　そして、誰かにドクターコールとAEDの準備をお願いします。自分はすぐにCPRを開始してください。もしくは誰かにCPRをお願いし、自分はドクターコールをしてください。
　AEDは医師がいなくても使用できますので、医師の到着を待たずに使ってください。

4. ドクターコール

●**状況**　意識がなく、脈が触れないことをはっきり伝えます。

「○○さんが意識がなく、脈が触れません」

具体的な「対処法」や「ドクターコール」のポイントが書いてあります。

●**心電図所見、病名** まったく規則がないのがポイントです。

「心電図は不規則な波のようになっています」
「心室細動だと思います」

●**要望** すぐに来てほしいとはっきり伝えます。

「すぐに来てください」

5. 医師による治療

> 医師が行う治療も書いてあります。

　治療は基本的に胸骨圧迫とAEDです。ライン確保をし、アドレナリン（商品名：ボスミン）の静注、気管挿管も行います。
　必要な器具は緊急カートに入っています。緊急カートをすぐに使えるよう準備しておきましょう。
　心室細動の原因には、以下のようなものがあります。

・急性心筋梗塞　・弁膜症　・心筋症　・心筋炎　・QT延長症候群　・ブルガダ症候群

　医師はこれらを鑑別しながら治療を行っていきます。これらを丸暗記する必要はありませんが、心室細動には原因があり、その治療が必要ということは知っておきましょう。

❶病態と症状

　心臓で何が起こっているか（病態）を説明します。
　心電図の勉強では、心電図そのものを思い浮かべるかもしれませんが、病態の方が大事です。病態がわからないと、心電図所見はただ丸暗記するしかなく、わかりにくく、非常に覚えづらく、つまらないものになってしまいます。
　まずは病態をよく理解するようにしてください。そして、病態からどのような症状が起きそうか考えてみましょう。

❷心電図の波形

　心電図所見を説明します。
　ただし、心電図所見は、丸暗記するものではありません。病態からどのような心電図になりそうかを考えてみましょう。

❸対処法

看護師さんがすべき対処は大きく以下の4つに分かれます。

- ドクターコール＋心肺蘇生（CPR）＋AED
- ドクターコール＋心肺蘇生（CPR）
- ドクターコール
- **経過観察**

　これらも丸暗記ではなく、病態、症状から考えてみましょう。

❹ ドクターコール

状況によってはドクターコールが必要になります。その際のポイントについて説明します。

❺ 医師による治療

ドクターコールをしたのち、医師による治療が始まります。
　看護師さんは医師のサポートに入ったり、必要な器具を準備したりする必要があるので、医師がどのような治療をするのか（ある程度でよいので）知っておくとよいでしょう。

● 心電図の症例と対処のポイント

　本書で紹介する14の心電図の症例と対処のポイントを説明します。次の場面で、自分ならどうするか考えてみてください。

●ナースステーションでモニター心電図を見て
- 患者さんのところへ行く
- 患者さんのところへ行かない

●病室にて
- CPR
- AED
- ドクターコール
- 経過観察

一般的な対処法を示しますので、自分の考えと合っていたか確認してみてください。

● ナースノート

症例のまとめ、基礎知識など、特に注目してほしいポイントを確認します。

発展編

ちょっと発展的なこと、よりタメになることが書かれています。
　発展編と聞くとすごそうな感じがしますが、基礎編の方が大事です。そして、実際の現場でも基礎編の方が役に立ちます。基礎編を読まれたあとで読んでみましょう。

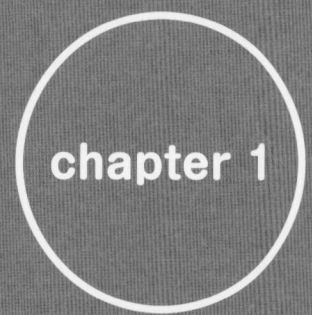

これだけは覚えよう 心電図の基本

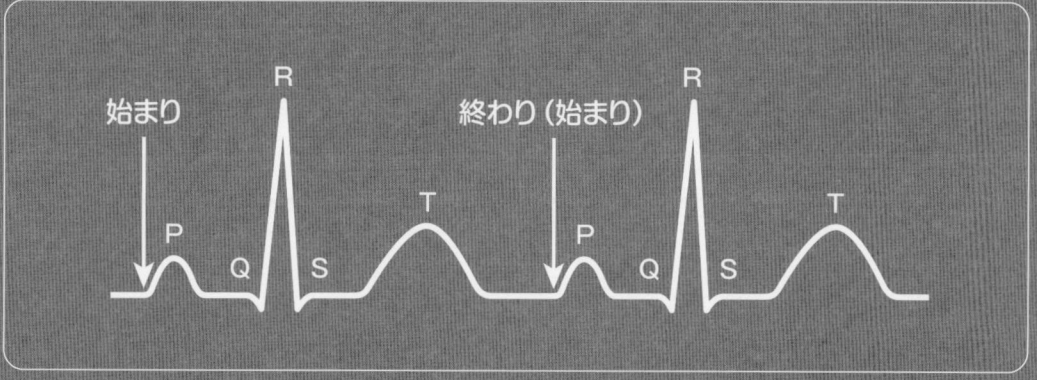

まずは正常な心電図を紹介します。と言っても、細かい数値を丸暗記する必要はありません。また、心電図はパターン認識（見たらぱっと分かる）であることを理解しましょう。

心拍数と波形に注目しましょう！
（モニター画面で何が表示されるのか）

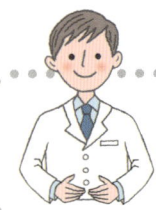
モニター心電図にはいくつか波形や数字が書いてあります。本書では特に「心拍数」と「心電図波形」に注目して勉強していきます。

✚ 心拍数と心電図波形に注目

画面を見ると心拍数と波形が記録されていることがわかります。他にいろいろとあるのですがいまはあまり気にしなくてよいです。まずは心拍数と波形だけに注目してください。

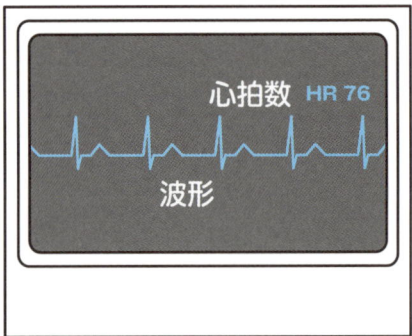

　心拍数とは、心室が1分間に収縮する回数のことです。英語でHRと記載されています。HRはheart rateの略です。正常値は50〜100/分です。
　本によっては60〜100/分となっているものもあります。好きな方で覚えてください。本書では覚えやすいように50〜100/分としました。
　心拍数が100/分以上を**頻拍**、50/分未満を**徐脈**と呼び、どちらも異常です。波形をよく見て何の病気か考えていきましょう。
　心拍数が正常でも波形は異常であることがあります。どんなときでも心拍数と波形の両方を確認するようにしてください。

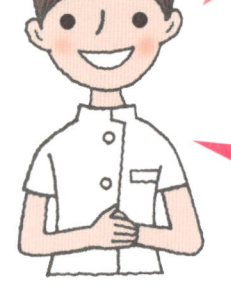

心拍数の単位は「/分」です。「回/分」ではありません。細かいことですが覚えておきましょう。

先輩ナースからのアドバイス

波形を読むとは
パターンを知ることです！
（波形を読む）

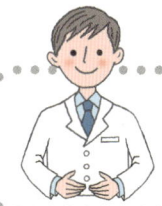
そもそも、「波形を読む」とはどういうことでしょうか。ここを勘違いすると、このあとの勉強がスムーズにいきませんので、確認しておきましょう。

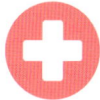 パターン認識

波形を読むとは、次のような心電図をじ〜っと見て、

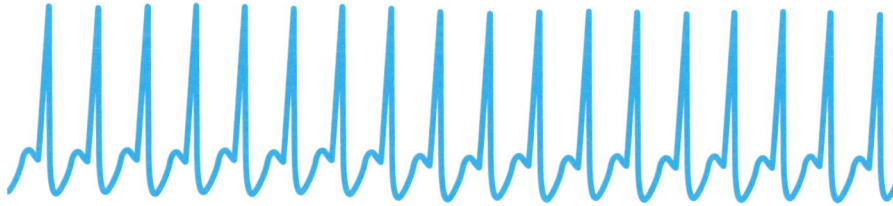

「QRS波は正常だな」
「でも、P波とT波がないような。P波は心房の収縮だっけ」
「ということは、心房が悪いのかなぁ。あと、T波は……」

などと、いろいろ考えこむことではありません。
　心電図を見たらパッと「発作性上室頻拍」といえるのが、波形を読むということです。パターン認識ということもできます。
　このことから、典型的な心電図を覚えていなければいけません。

まだ何の心電図かわからないかもしれませんが、勉強していけば、パッと見て発作性上室頻拍とわかるようになります。

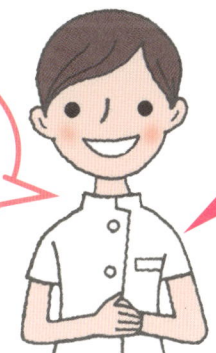

先輩ナースからのアドバイス

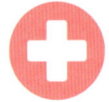 ## 覚えるべき波形は14個

「私、覚えるのが苦手なんです……」と思われる方もいるかもしれませんが、大丈夫です。
100個も200個も覚えなければいけないわけではありません。大事なもの(本書でとりあげる心電図)は次の**14個**です。

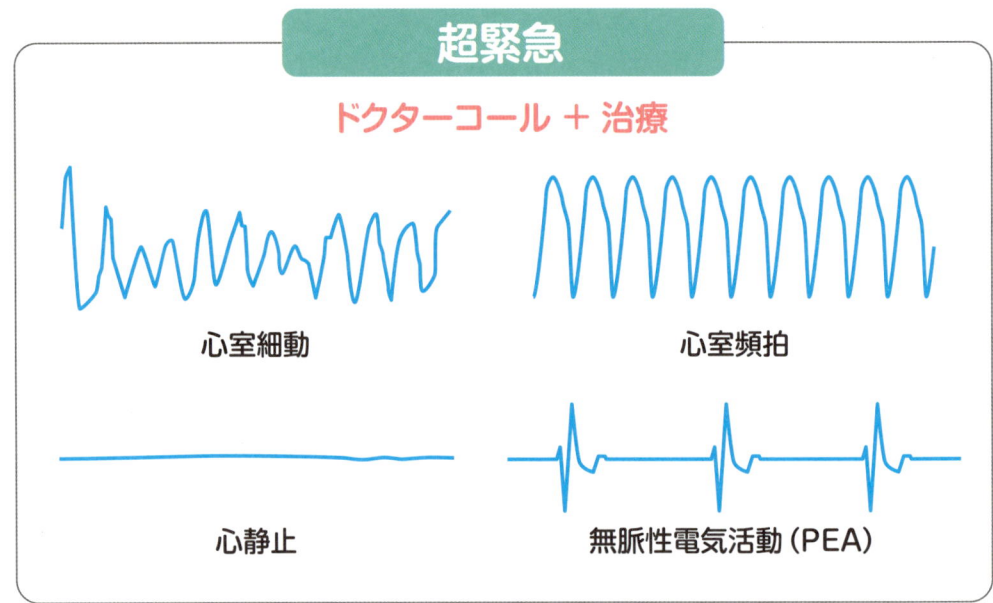

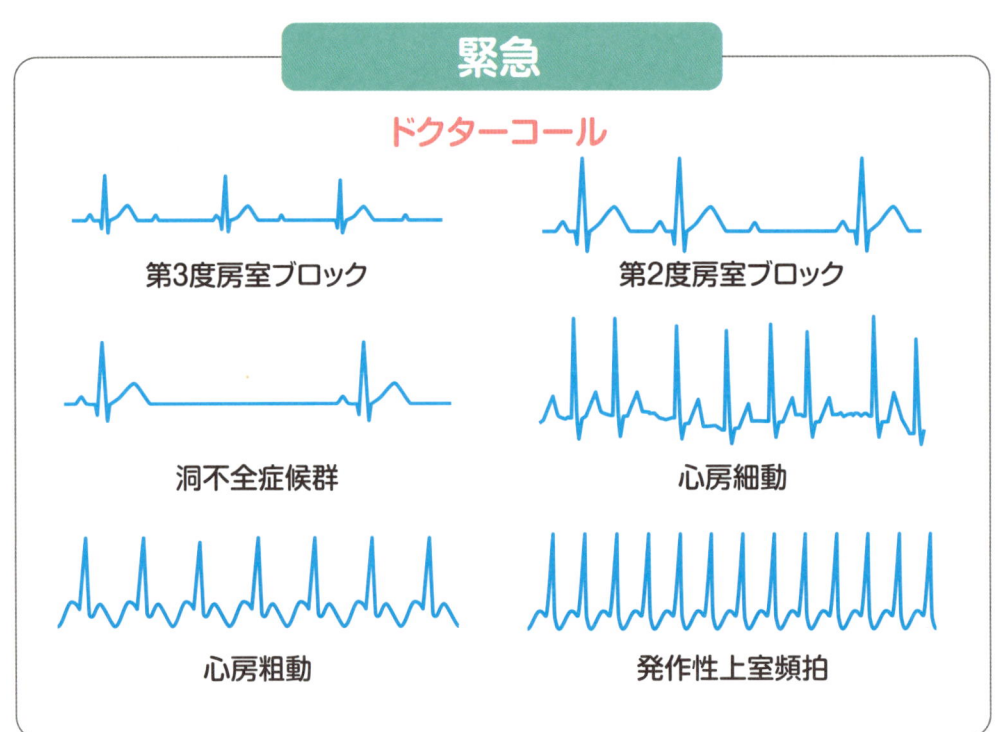

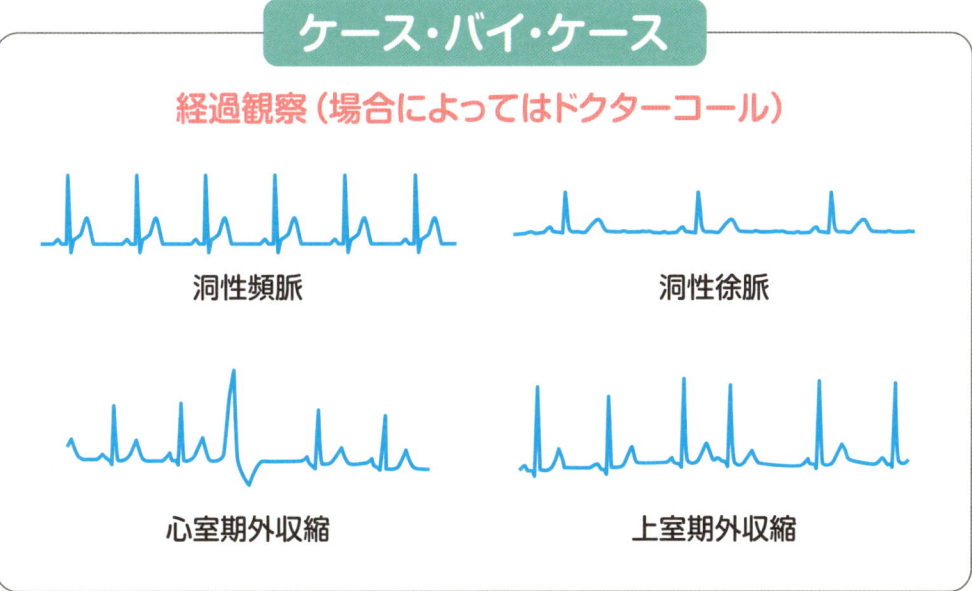

つまり、これら14個の波形をパターン認識できるようになるのが「波形を読む」ということです。

ただし、心電図所見を丸暗記するということではありません。
例えば、発作性上室頻拍という病気を勉強するとします。
発作性上室頻拍の心電図は、次の特徴があります。

- 頻拍である。
- QRS幅が狭い。
- RR間隔は一定。
- P波は見られないことがある。

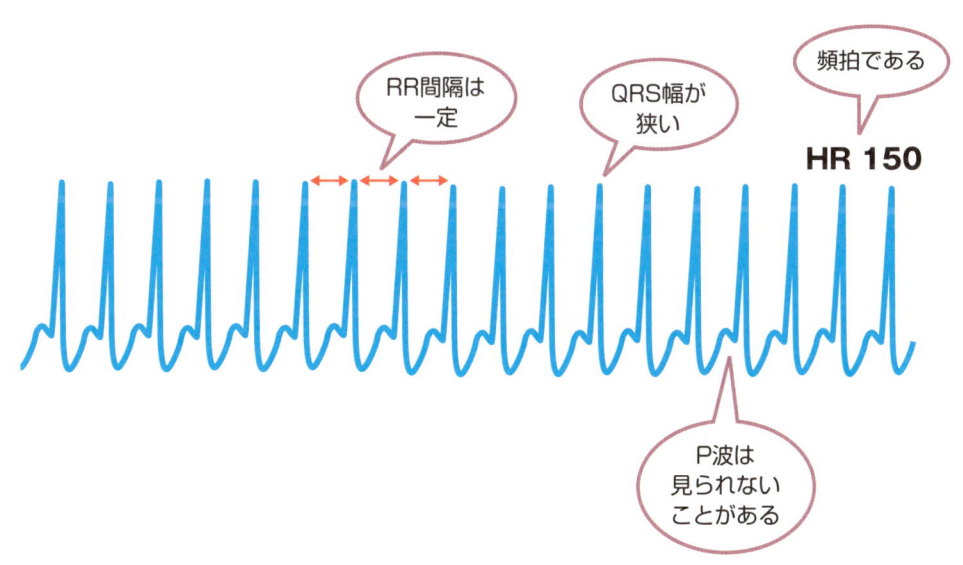

これをひたすら覚えるのではありません。そんなことをしても
つまらないし、すぐに忘れてしまいます。

覚えるべきは病態です。

心電図は自分で病態から考えるものです。このようにいうと、

「私にはそんな大変なことできません」
「私はそんな大変なことしたくありません」

と思うかもしれません。しかし、所見を覚えるより、病態を覚え、そこから所見を考えるほうが簡単です。しかも忘れにくいのです。ぜひ一度試してみてください。
　別に病態より所見を覚えてもらってかまいません。ただ、おそらくそっちのほうが大変です。
　所見をただ覚えるのは、円周率（3.1415……）を丸暗記するのに似ているかもしれません。
「医療者なんだから病態を知っておくべき」という理由で、病態を覚えることを勧めているのではありません。そのほうが楽だからです。

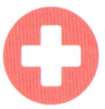

最終的にはパターン認識

　心電図所見ではなく、病態を覚えましょうといいましたが、実際の心電図を見て、5分も10分も所見を考えていては仕事になりません。時間があいたときに、病態から所見を考えておく必要があります。
　それをしていくうちに、所見は自然と頭に入り、パターン認識ができるようになります。
　というわけで、さっそく心電図の勉強を始めましょう。

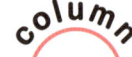

覚えるべきことと覚えなくてよいこと

　これから心電図を学んでいきますが、**心電図の勉強で大切なのは覚えるべきことと覚えなくてよいことをはっきり分けることです**。ここをはっきり分けないと時間がいくらあっても足りませんし、勉強したものの実際の現場で役に立たない知識となります。
　例えば（これはちょっと大げさかもしれませんが）、心電図の器械の中身がどうなっているかなんて知る必要はありません。また、心筋の詳しい電気活動（NaやKがどうなるか）も知る必要はありません。逆に、心室細動や心室頻拍の波形、対処法はいますぐ知らなければいけません。
　心電図の勉強を始めたばかりの方にとっては、何を優先して勉強すべきかはなかなかわかりづらいところですが、本書では大事なところから説明していますので、順に読んでいただければ「大事な覚えるべきこと」が理解できるようになっています。

正常な心電図のことを知りましょう
（正常な心電図）

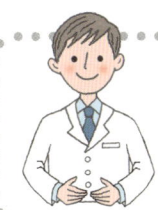
「本書の特長」で細かい正常値や原理は最初から覚える必要はないといいました。しかし、正常な心電図がわからなかったら話が進みませんので、ここで最低限のことを覚えましょう。

➕ 正常な形

これが正常な形です。まずはだいたいでいいので、この形を覚えてください。次に波の名前を覚えましょう。

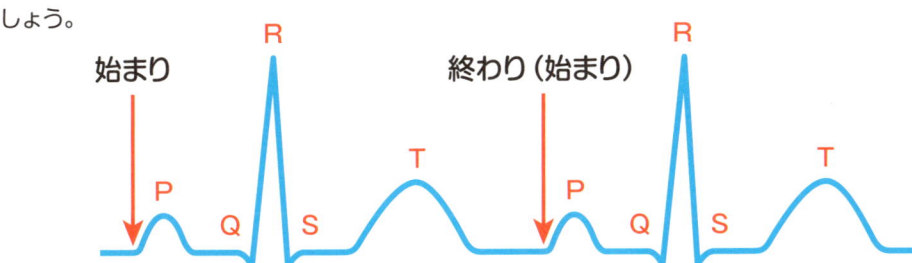

➕ 波の名前はPQRST

波には順にP、Q、R、S、Tと名前がついています。

最初の小さい波がP波
次の下向きのとがった波がQ波
次の上向きのとがった波がR波
次の下向きのとがった波がS波
最後のちょっと大きな波がT波

Q波、R波、S波をまとめて**QRS波**といいます。波はP、Q、R、S、Tの5個だけです。
　細かい話をするとJ波、U波などもあるのですが、あまり気にしなくてよいです。まずはP、Q、R、S、Tの5個だけ覚えましょう。

心臓は命令が伝わると収縮する
（刺激伝導系）

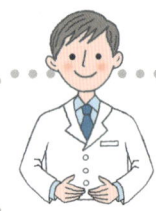
波形を理解するには、命令の流れを理解することが大事です。難しい原理は覚える必要はありませんが、これは大事なので理解しましょう。

✚ 洞結節から命令が出て、心室まで伝わる

　心房や心室は勝手に収縮しているのではありません。**洞結節（どうけっせつ）** という部分から「収縮しなさい」という命令が出て、それが心房や心室に伝わると収縮します。洞結節からの命令はきちんとした経路（刺激伝導系）があり、

> 洞結節⇒心房⇒房室結節⇒ヒス束⇒左脚・右脚⇒プルキンエ線維⇒心室

という順に伝わります。
　この経路を、いま丸暗記する必要はありませんが、洞結節から命令が出て、きちんとした経路を通り、心室まで伝わるということは覚えておきましょう。
　この命令は回数も重要です。正常な回数は1分間に **50〜100回** です。これが心拍数の正常値となります。

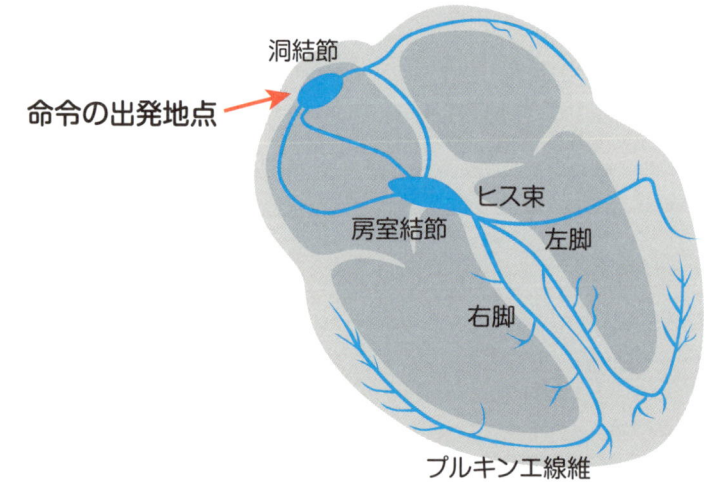

P波とQRS波の意味を覚える
（各波の意味）

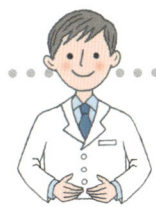
刺激伝導系を理解したところで、それが心電図にどのように表れるのか見てみましょう。

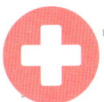 大事なのはP波とQRS波

波の意味は、次のとおりです。

- P波は心房に命令が伝わり、心房が収縮した状態。
- QRS波は心室に命令が伝わり、心室が収縮した状態。
- T波は心室に伝わった命令が、徐々に消えていく状態。

T波について「命令が消えるのに波形が出るの？」と疑問に思われるかもしれませんが、大事なのは、

> P波は心房の収縮
> QRS波は心室の収縮

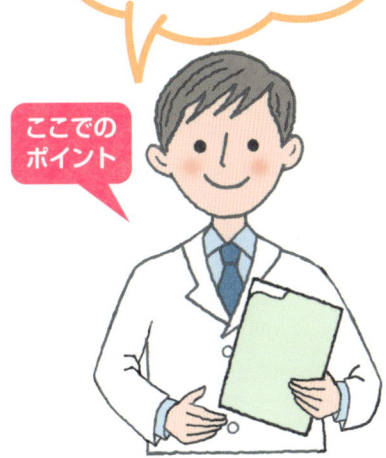

モニター心電図で特に大事なのはP波とQRS波です。T波の説明がなくてもあまり気にしないでください。

これを覚えるようにしてください。
　心電図所見を解説する際も、主にP波とQRS波について説明していきます。
　なお、心房は収縮する力が弱く、心室は収縮する力が強いので、P波は小さく、QRS波は大きくなります。

　以上が正常な心電図で覚えるべきことです。
　もしかすると、もっと細かい正常値や原理が気になるかもしれません。しかし、それらの細かいことを気にするメリットはありません。
　それより、典型的な14個の心電図を覚えるほうが確実に役に立ちます。もちろん、必要なときには正常値や原理を説明しますので、安心してください。

ドクターコールの
ポイント

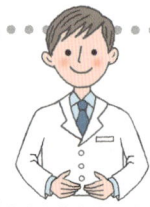

心電図で異常が見られたら、ドクターコールをしなければいけない場合があります。詳細はあとで説明しますが、ここでは、すべての場合に共通する大事なポイントを押えましょう。

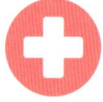
意識はあるのか？　脈は触れるか？

どのような状況でも、以下のことは伝えましょう。

- 意識があるのかないのか？
- 脈は触れるのか触れないのか？

ナースは患者さんの状態、心電図所見と病名、要望を医師にきちんと伝えることが大切です。

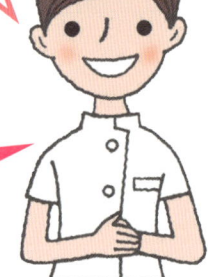

先輩ナースからのアドバイス

もし、心電図名がわからなかったり、間違ったことを伝えたとしても、
「意識がなく、脈も触れない」
と伝えればすぐに駆けつけてくれます。

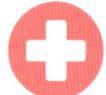
所見を言えるようになりましょう

病名と所見の両方を伝えましょう。
「心電図所見は言わずに病名だけを言えばいいのでは」と考える方もいるかもしれませんが、病名だけではダメです。
　その病名と心電図所見（根拠）を言えるようにしましょう。理由は以下の2つです。

- 医師は自分で病名を考える
- 非典型例に遭遇したとき

医師は、ドクターコールを受け、心電図名を言われても、100%信じるわけではありません。必ず自分で何の心電図かを考えます。

　そのとき、必ず所見を聞かれますので、所見を言えるようになっておく必要があります。

　病名を100%信じないのは、電話の相手が看護師さんだからではありません。相手が医師でもそうですので、あまり気にしないでください。

　また、心電図に限らず何でもそうですが、非典型例というのが存在します。非典型例では心電図名を言うのは難しいです。「いままで見たことのない心電図なのでわかりません」というわけにはいきません。

　そんなときでも所見を言うことができれば、何とかなります。所見は言えるようになりましょう。

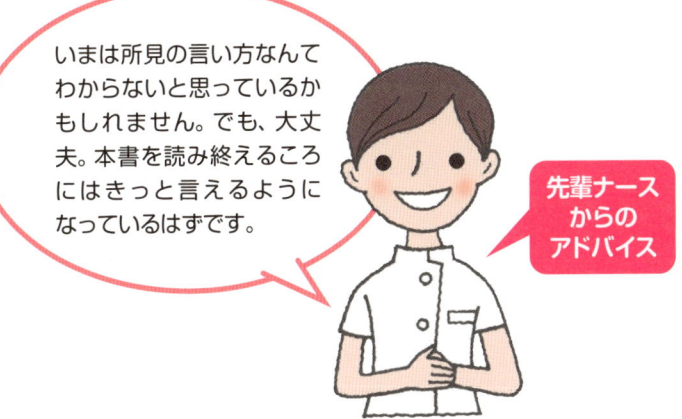

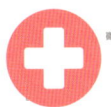 要望を伝えましょう

　心電図所見を言ったら、医師に対する要望も伝えましょう。

- すぐに来てください！
- どのように対処すべきですか？
- このまま様子を見ていいですか？

　特に緊急性のある心電図と思った場合や、患者さんの状態が悪い場合は、「すぐに来てほしいこと」を伝えることが大事です。

「P波はなくて…、T波は幅が広くて…、RR間隔は…」
とだらだら説明しても、「何が言いたくてドクターコールしたんだろう？」と思われるだけです。はっきり、

「心電図で心室頻拍が見られました。すぐに来てください！」
「患者さんの状態が悪いのですぐに来てください！」

と言うようにしましょう。

memo

超緊急な心電図

ドクターコール ＋ 治療

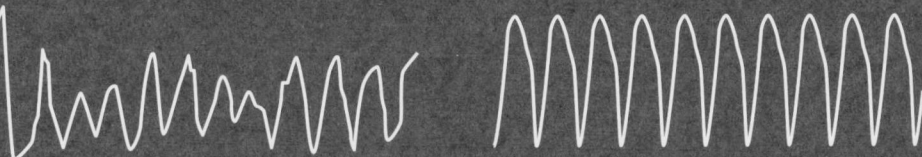

心室細動　　　　　　　　　心室頻拍

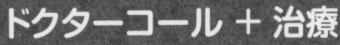

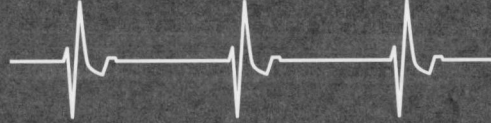

心静止　　　　　　　　　無脈性電気活動（PEA）

超緊急な４つの心電図を勉強していきます。当然、即ドクターコールですが、看護師さんも自ら治療にあたる必要があります。この４つを覚えることは必須です。

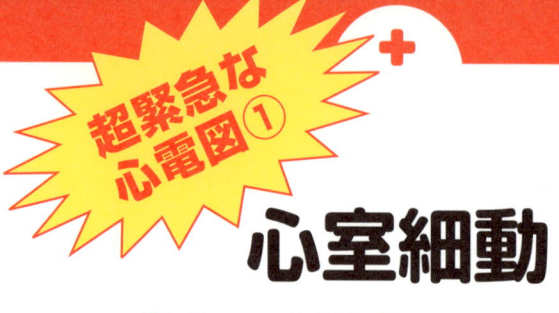

心室細動

(VF：ventricular fibrillation)
（ブイエフ）（ベントリキュラ）（フィブリレーション）

対処
・心肺蘇生（CPR）
・AED
・ドクターコール

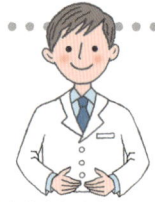 具体的な病気について見ていきましょう。「本書の特長」でも言いましたが、本書では、重症な病気、緊急性の高い病気から説明していきます。まずは**心室細動**です。

波形の所見を勉強する前に、病態をしっかり理解することが大切です。

ここでのポイント

 1.病態と症状

心室細動は、心室の筋肉がいたるところで、適当に細かく震えている病気です。痙攣しているということもできます。

正座してしびれた脚と同じです。しびれるときちんと脚を動かすことができませんよね。心室も同じで、きちんと収縮することができません。

その結果、血液を全身に送り出すことができず、意識はなくなり脈は触れなくなります。

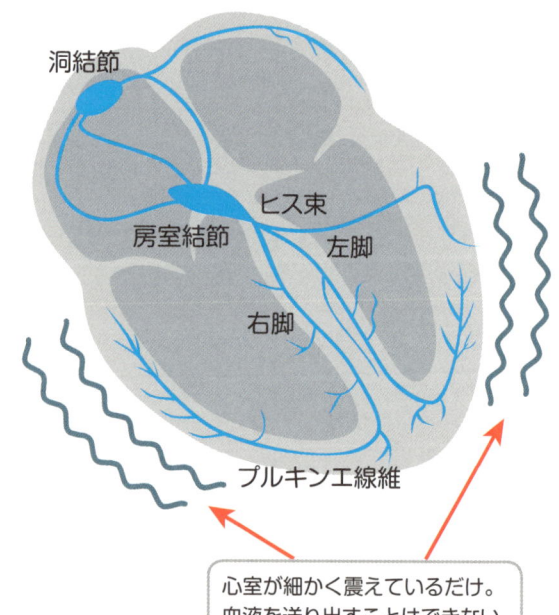

心室が細かく震えているだけ。血液を送り出すことはできない

2. 心電図の波形

波形がめちゃくちゃ

　心室が細かく震えているので、心電図も細かく震えているような波形になります。簡単にいえばめちゃくちゃで、規則性がありません。

　この波形は心電図の中で特に重要なので必ず覚えてください。

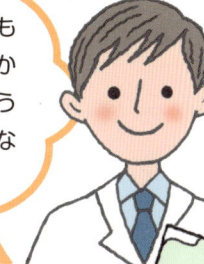

波形の所見は丸暗記するものではありません。病態から「こんな所見になりそうだなぁ」と思えるようになることが重要です。

←→間隔がバラバラ

↕高さがバラバラ

←幅がバラバラ→

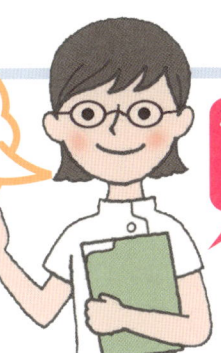

この心電図を見たらどうすればよいか考えていきましょう。

ベテランナースからのアドバイス

3. 対処法

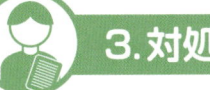

AEDの使い方はP53参照

　すぐに**心肺蘇生（CPR）**と**AED**が必要です。まずは多くの人を呼びましょう。必要ならコードブルーを行ってください。

　そして、誰かにドクターコールとAEDの準備をお願いします。自分はすぐにCPRを開始してください。もしくは誰かにCPRをお願いし、自分はドクターコールをしてください。

　AEDは医師がいなくても使用できますので、医師の到着を待たずに使ってください。

4. ドクターコール

●**状況**　意識がなく、脈が触れないことをはっきり伝えます。

「○○さんが意識がなく、脈が触れません」

● **心電図所見、病名**　まったく規則がないのがポイントです。

「心電図は不規則な波のようになっています」
「心室細動だと思います」

● **要望**　すぐに来てほしいとはっきり伝えます。

「すぐに来てください」

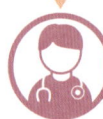
5.医師による治療

　治療は基本的に胸骨圧迫とAEDです。ライン確保をし、アドレナリン（商品名：ボスミン）の静注、気管挿管も行います。
　必要な器具は緊急カートに入っています。緊急カートをすぐに使えるよう準備しておきましょう。
　心室細動の原因には、以下のようなものがあります。

・急性心筋梗塞　・弁膜症　・心筋症　・心筋炎　・QT延長症候群　・ブルガダ症候群

　医師はこれらを鑑別しながら治療を行っていきます。これらを丸暗記する必要はありませんが、心室細動には原因があり、その治療が必要ということは知っておきましょう。

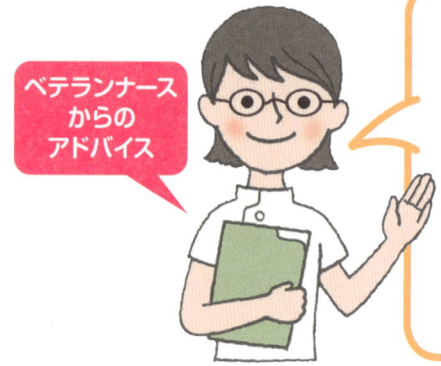

ベテランナースからのアドバイス

医師が来るまで、緊急カートを準備し、
・アドレナリン
・挿管チューブ
・アンビューバック
・シリンジ
・点滴
・点滴のチューブ
などをすぐ使えるようにしておきましょう。

心室細動の症例と対処のポイント

心室細動について、自分だったら実際の症例でどのように対処すべきかを考えていきましょう。

● **症例**
　70歳男性。気分が悪いとのことで急患室を受診した。心電図、血液検査の結果は異常なかったが、モニター心電図を付け、経過観察目的で入院となった。しばらくすると、ナースステーションのモニターが次のようになった。

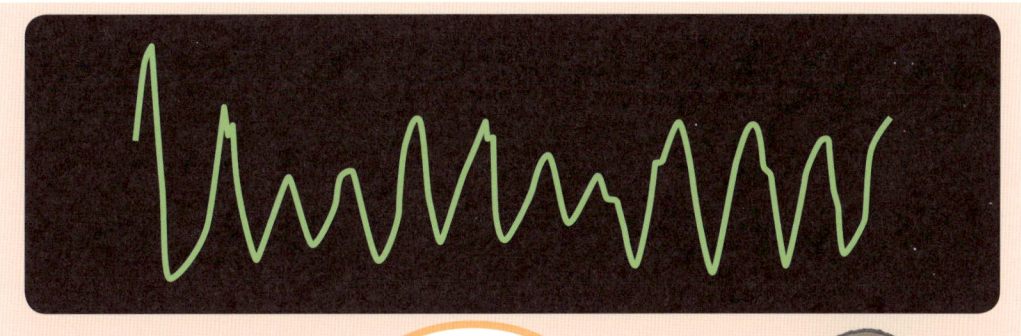

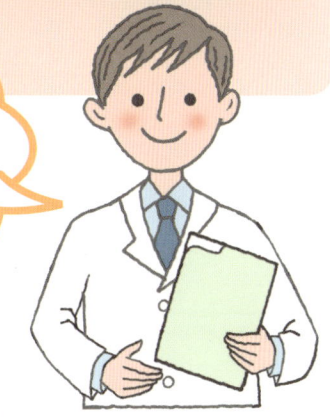

この心電図をナースステーションで見た場合どうしますか？ 何もしないですか？ それともすぐに病室に行きますか？ もし病室に行った場合、何をしますか？

●ナースステーションでの判断

波形を見ると、不規則な波で、心室細動であるのがわかります。

超緊急であり、すぐに患者さんの状態を確認する必要があります。

心拍数は気にしなくていいです。とにかく、この波形を見たらすぐに患者さんのところへ駆けつけてください。

病室に行ったところ、患者さんは意識がなく脈は触れない状態であった。

●病室での行動

患者さんは意識がなく、脈が触れないので、すぐにCPR、AED、ドクターコールをしましょう。

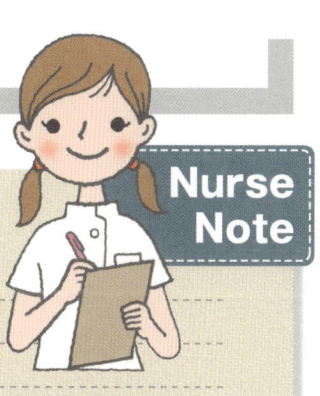

Nurse Note

知っておきたい心電図は14個。

心室細動の心電図を見て、「P波が……、QRS波が……、T波が……」なんて、じ〜っと考えなかった。

パッと見て心室細動と判断した。それが心電図を読むということらしい。

看護師が知っておくべき心電図は多くない。14個。あと13個の心電図を勉強すれば、いいだけ。何とかなりそう。

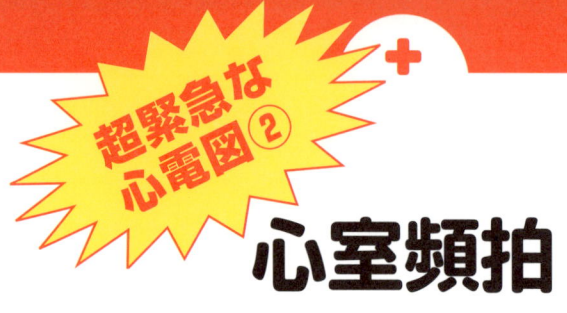

対処
・CPR ・AED ・ドクターコール

心室頻拍

(VT：ventricular tachycardia)
ブイティー　ベントリキュラ　タキカルディア

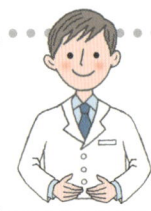 心室細動と名前が似ていることから想像できるように、病態も似ている病気です。どのようなところが似ていて、どのようなところが違うのかに注目しましょう。

 1.病態と症状

　正常では心臓を収縮させるための命令は洞結節から出ると説明しました（24ページ参照）。
　心室頻拍は心室から命令が出てしまう病気です。リズムは一定ですが非常にペースが速く、1分間に200回を超えることもあり、心室がものすごく早く収縮します。

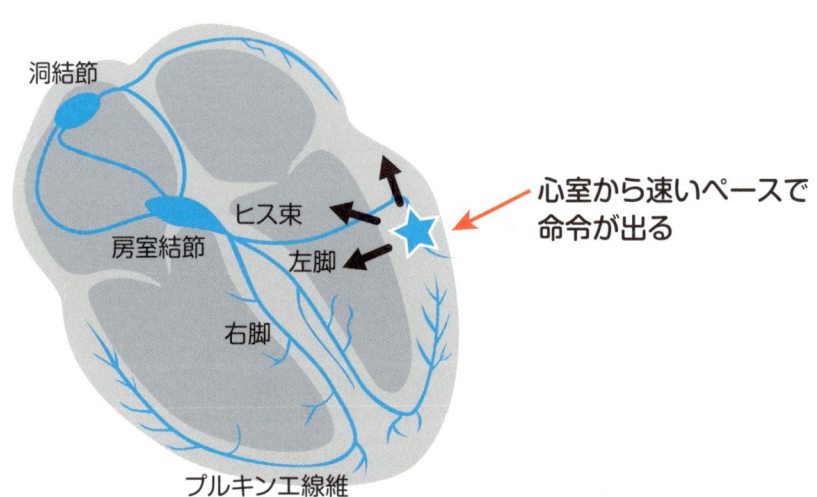

　心拍数は多いほど良いというものではありません。多いと空打ちの状態になってしまい、全身に血液が行かなくなってしまいます。その結果、意識がなくなり、脈は触れなくなります。心拍数によっては意識があり、脈も触れることがあります。

2. 心電図の波形

●幅の広いQRS波

　心室がたくさん収縮するので、QRS波がたくさん見られます。赤い破線で囲った部分が1つのQRS波です。一定のリズムで命令が出ているので、心室は一定のリズムで収縮しています。そのため、QRS波とQRS波（RR間隔）は一定です。また、高さも同じです。これらが心室細動との違いです。

　心房も収縮しているのでP波も見られそうです。しかし、QRS波と比べて小さいので、QRS波に重なってしまい、どこにあるかよくわからなくなります。また、QRS波は幅が広いという特徴があります。

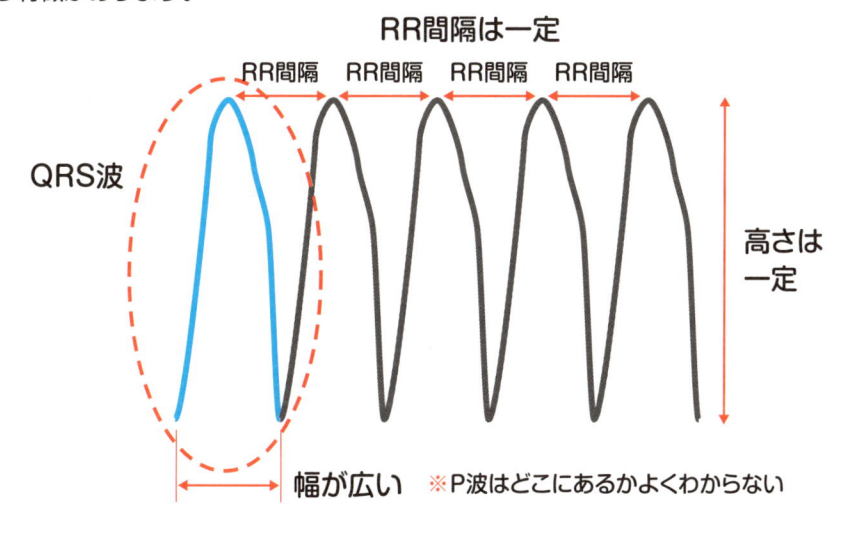

RR間隔は一定
RR間隔　RR間隔　RR間隔　RR間隔

QRS波

高さは一定

幅が広い　※P波はどこにあるかよくわからない

キーワード

●QRS波の「広い」、「狭い」とは？

　QRS波の幅が広いか狭いかは、心電図を考える上で非常に大切なポイントです。

　QRS波の幅とは、QRS波の始まりから終わりまでの部分です。
　このQRS波の幅によって、以下のように病気を絞り込むことができます。なお、少し例外はありますが、まずはこのように覚えましょう。初めのうちは、あまり例外を気にしなくてもよいでしょう。

・幅が狭い ⇒ 上室から命令が出ている病気
・幅が広い ⇒ 心室から命令が出ている病気

※上室とは洞結節、心房、房室結節、ヒス束をまとめた表現です。

QRS波の幅

　詳しくはあとで説明しますので、いまはQRS波の幅によって、病気を絞り込むことができる、と覚えてください。

ここで、「幅が狭いとか広いってどのくらいのことを言うの？ そもそも正常値は？」と気になりますよね。
QRS幅に限らず、正常値はこのように疑問に思ったときに調べましょう。

●QRS幅が狭い、広いとは

> 狭い：小さいマス目3個未満
> 広い：小さいマス目3個以上

正常心電図のQRS幅は小さいマス目3個未満であり、狭いに入ります。

「狭い、広いはわかりました。でもマス目なんてどこにもありません。」

と思っているかもしれません。
モニター画面にはマス目がありません。ですので、マス目を数える前にやるべきことがあります。
それは、「心電図を紙に印刷する」です。実際に印刷するとこのようになります。

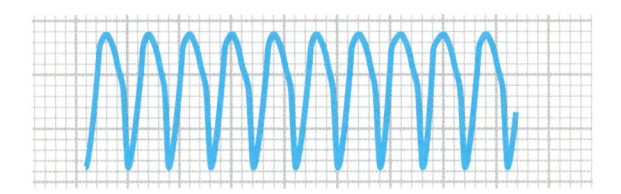

目盛をよく見ると小さいマス目、大きいマス目があるのがわかります。
大きいマス目は小さいマス目5個おきに書かれています。QRS幅が小さいマス目何個ぶんか数えてください。
例えば、例1なら2.5個、例2なら4個となります。

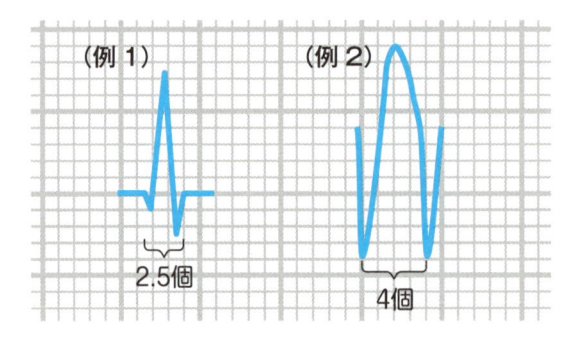

（例1） 2.5個
（例2） 4個

3個以上をQRS幅が広い、3個未満をQRS幅が狭いと言います。英語でwide、narrowと表現されることもあります。

> QRS幅
> 小さいマス目3個未満 ⇒ 狭い（narrow）
> 小さいマス目3個以上 ⇒ 広い（wide）

今回の心電図は、小さいマス目4個ぶんなので広い（wide）となり、心室から命令が出ている病気とわかります。

3. 対処法

心室頻拍は、脈（頸動脈）が触れる場合と脈が触れない場合があり、それぞれ対処が異なります。

> AEDの使い方は
> P53参照

● **脈が触れない場合**

　すぐに**心肺蘇生（CPR）**と**AED**が必要です。まずは多くの人を呼びましょう。
　必要ならコードブルーを行ってください。そして、誰かにドクターコールとAEDの準備をお願いします。
　自分はすぐにCPRを開始してください。もしくは誰かにCPRをお願いし、自分はドクターコールをしてください。
　なお、AEDは医師がいなくても使用できますので、医師の到着を待たずに使ってください。

● **脈が触れる場合**

　心室頻拍に限らず、脈が触れる場合はCPRは行いません。しかし、すぐに治療は必要なので**ドクターコール**しましょう。AEDは脈が触れるときは使用しませんが、病態が悪化し、脈が触れなくなったときは使用しますので、すぐに使えるよう準備はしておきましょう。

4. ドクターコール

● **状態**　意識がなく、脈は触れないことをはっきり伝えましょう。

「○○さんが意識がなく、脈も触れません」

● **心電図所見、病名**　幅の広いQRS波がポイントです。

「心拍数は200/分で幅の広いQRS波がたくさん連続して見られます」
「心室頻拍だと思います」

● **要望**　すぐに来てほしいとはっきり伝えましょう。

「すぐに来てください」

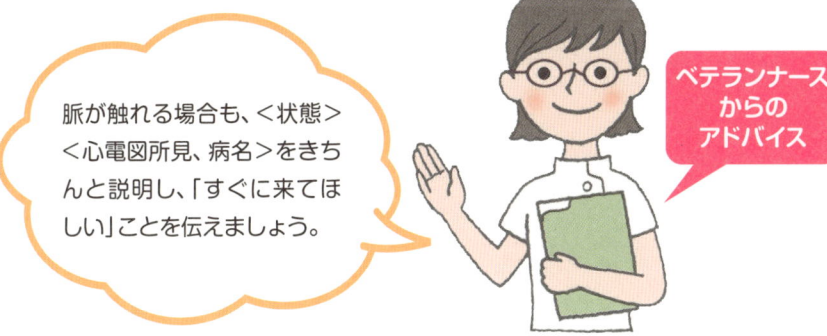

> ベテランナースからのアドバイス
>
> 脈が触れる場合も、＜状態＞＜心電図所見、病名＞をきちんと説明し、「すぐに来てほしい」ことを伝えましょう。

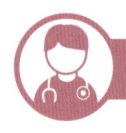

5. 医師による治療

脈が触れるか触れないかで治療が異なります。

●脈が触れない場合

脈が触れない場合の治療は、心室細動の治療とまったく同じです。つまり、胸骨圧迫とAEDを行います。ライン確保をしてアドレナリンの静注や気管挿管も行います。

これらは緊急カートに入っていますので、緊急カートをすぐに使えるようにしておきましょう。

●脈が触れる場合

脈が触れる場合は、ライン確保をして薬剤投与となります。このように、脈がある場合も薬剤投与による治療を行いますので、必ずドクターコールするようにしましょう。

なお、心室頻拍の原因には以下のようなものがあります。

> 急性心筋梗塞／心筋症／サルコイドーシス／弁膜症／QT延長症候群

医師はこれらを鑑別しながら治療を行っていきます。丸暗記する必要はありませんが、心室頻拍には原因があり、その治療が必要というのは知っておくとよいです。

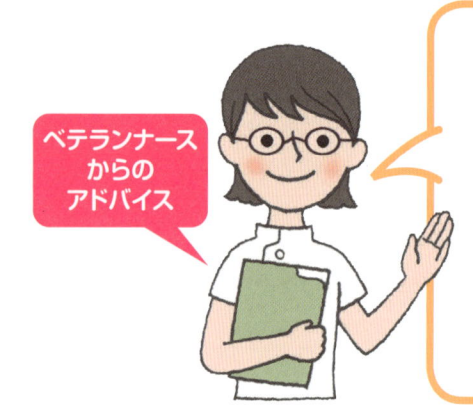

ベテランナースからのアドバイス

医師が来るまで、緊急カートを準備し、

- アドレナリン
- 挿管チューブ
- アンビューバック
- シリンジ
- 点滴
- 点滴のチューブ

などをすぐ使えるようにしておきましょう。

---

column
正常値の覚え方

今回はQRS波の正常値（マス目3個未満）を勉強しました。心電図ではほかにも覚えるべき正常値がありますが、必要になったら覚えていくのがよいです。

初めに心電図の正常値を丸暗記しても心電図を読めるようにはならないし、それほど役には立たないと思います。それよりは、波形の形を勉強していきましょう。

心室頻拍の症例と対処のポイント

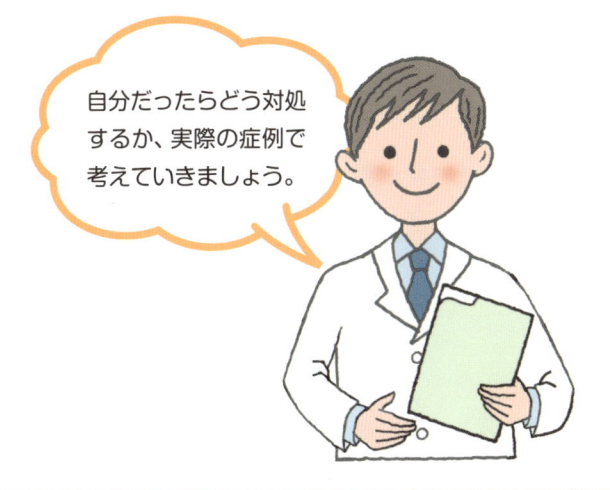

> 自分だったらどう対処するか、実際の症例で考えていきましょう。

●症例
78歳男性。肺炎のため入院し、抗生剤治療を受けている。高齢であり、心筋梗塞の既往もあるのでモニター心電図がつけられている。ナースステーションのモニターが下のようになった。

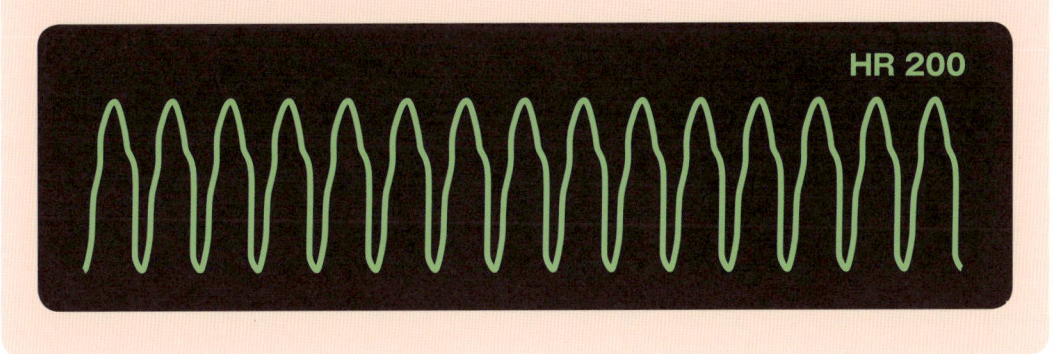

HR 200

●ナースステーションにて
波形を見ると、幅の広い波が連続で見られ、心室頻拍とわかります。
超緊急であり、すぐに病室へ行き状態を確認する必要があります。
心拍数がいくらであっても、とにかく、この幅の広い波を見たら、すぐに病室へ駆けつけてください。

病室へ駆けつけたところ、意識がなく、脈は触れない状態であった。

●病室での行動
患者さんは意識がなく、脈が触れないので、すぐにCPR、AED、ドクターコールをしましょう。

心室頻拍

- 心室から多くの命令が出る
- 心拍数が多くなりすぎる
- 血液を送り出すことができない
- QRS幅は広い

これを頭に入れた上で心室頻拍についてより理解を深めよう。

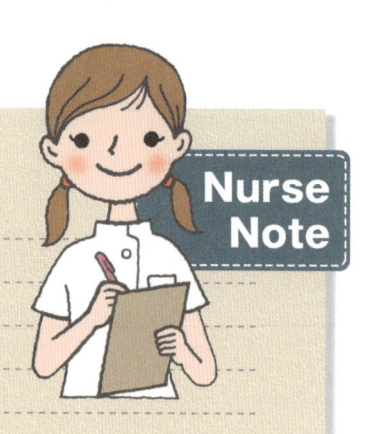

Nurse Note

ちょっと休憩　心拍数が多いのはいけない？

●血液の充填が必要

「心室頻拍で心拍数が多くなると、なぜ全身に血液を送ることができないのか？」

考えてみましょう。

一見すると、心拍数が多くなれば、より多くの血液を全身に送ることができそうです。しかし逆に血液を送ることができなくなってしまうのです。

血液は心臓から全身に送られます。特に心臓の何という部分から全身に送られるか知っていますか？

左心室です。では、左心室はどのようにして全身に血液を送っているのでしょうか？

当然、収縮して血液を全身に送っています。その前に拡張し、血液が充填（じゅうてん）される必要があります。左心室は、

拡張（充填）⇒ 収縮 ⇒ 拡張（充填）⇒ 収縮

をひたすら繰り返しています。

ある程度の速さまでは必要量の血液を充填でき、多くの血液を全身に送ることができます。スポーツをしているときなんかがそうです。

しかし、速くなりすぎると充填の時間が短くなり、ちょっとの量しか血液を充填できなくなります。その結果、左心室が収縮しても、ちょっとの量しか血液を送ることができなくなってしまうのです。

※このような状態では血圧が下がり、ひどい場合は脈が触れなくなります。ある時点で脈が触れていたとしても悪化し、脈が触れなくなります。心室頻拍は見つけ次第、ドクターコールしてください。

ちょっと休憩 「あきみちくん」と覚えましょう。
（電極の貼り方）

●心臓を挟むように

これまで2つの心電図を勉強してきました。症例の患者さんには、モニター心電図が付けられていました。皆さんは付けることができますか？

心電図が読めるようになっても、付けることができなかったら意味がありません。不安な方はしっかり読んで、いつでも付けられるようにしましょう。

といっても簡単です。心臓を挟むように、赤、黄、緑の電極を貼ればいいだけです。

●あきみちくん

赤、黄、緑は時計回りにこの順で貼ってください。順序を忘れそうな方は**「あきみちくん」**と覚えましょう。「あ」が赤、「き」が黄、「み」が緑です。

「「ち」「く」「ん」はいらないじゃないですか？」と思うかもしれませんが、**「あきみちくん」**は、別のところでも威力を発揮しますので、ぜひ覚えてください。

> すぐに知りたい方はP146をご覧ください。

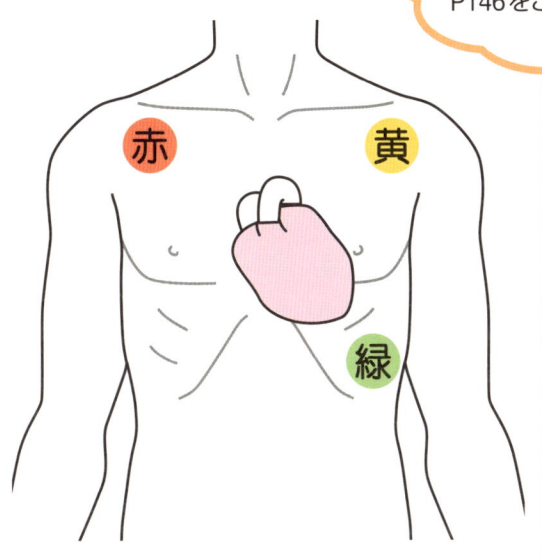

2 超緊急な心電図

超緊急な心電図③ 心静止 (asystole) エイシストール

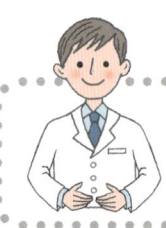

対処
- CPR
- ドクターコール
- ※ AEDは使わない

次は心静止（しんせいし）です。名前が似ているものに「心停止」があります。しかし、心静止と心停止は別物です。それぞれ、異なる点に注目しましょう。

1. 病態と症状

心臓を収縮させるには洞結節からの命令が必要です。
心静止はその命令がまったく出ていない状態です。命令がないので、心房も心室も収縮しません。

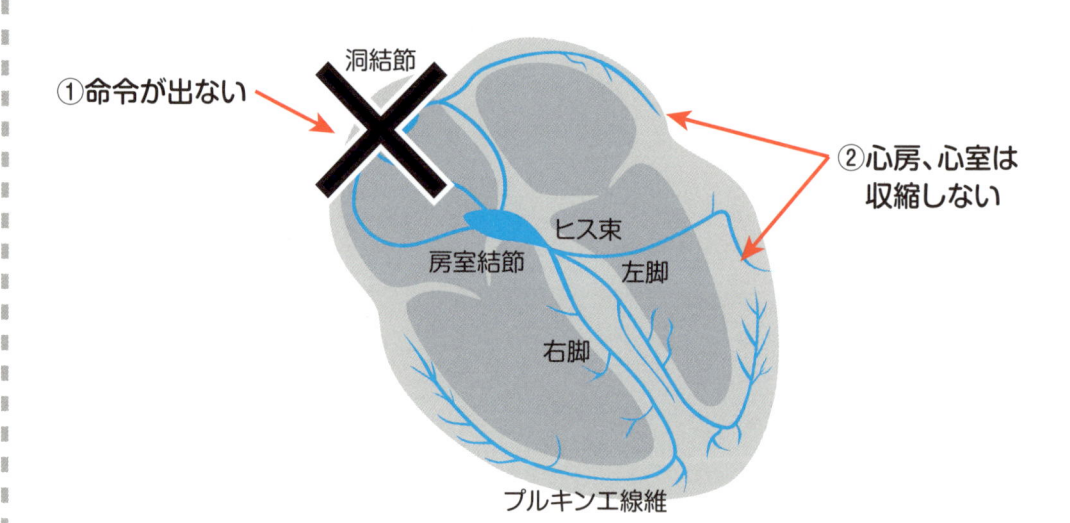

①命令が出ない
洞結節
②心房、心室は収縮しない
房室結節
ヒス束
左脚
右脚
プルキンエ線維

その結果、全身に血液を送ることができず、意識がなくなり、脈は触れなくなります。

2. 心電図の波形

●何の波形も見られない

心房も心室も収縮していないので、P波もQRS波も見られません。つまり、平ら（フラット）なままで何も変化しません。

ずーっと平ら（フラット）なまま

> 「心停止も心電図がフラットになるんじゃないですか？」と思っている方がいるかもしれませんが、それは違います。それぞれについて、定義を確認します。

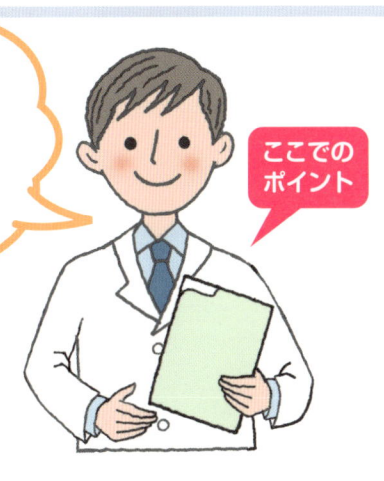

ここでのポイント

キーワード

●心静止と心停止の違い

■心静止

心静止は心電図で波形が平ら（フラット）な状態がず〜っと続くものです。この定義からわかるように診断は心電図で行います。

■心停止

心停止は脈（頸動脈）が触れない状態です。この定義からわかるように、診断は身体所見で行います。心電図がフラットかどうかは関係ありません。例えば、心室細動や心室頻拍では波形がありますが、脈は触れません。つまり、心静止以外でも心停止になります。

心停止の原因は4つあります。これは大事なのでぜひ覚えましょう。

心室細動・心室頻拍・心静止・PEA

3. 対処法

　心静止では心電図がフラットになります。電極が外れていてもフラットになりますので、すぐに患者さんのところに行き電極、意識、脈を確認しましょう。　その後の対処は大きく2つに分かれます。予期せぬ心静止の場合と予期された心静止の場合です。DNRオーダーがあるかないかということもできます。

キーワード

●DNRオーダーとは
　DNRとはdo not resuscitateの略であり「蘇生しない」という意味です。DNRオーダーとは心肺停止になった場合、どのような対処を望むかを取り決めたものです。基本的に無用な延命を行わないためのものです。

・延命はいっさい行わない。
・人工呼吸器は用いず、胸骨圧迫も行わないが、昇圧剤の投与は行う。

などの選択肢があります。

●予期せぬ心静止の場合（DNRオーダーなし）
　例えば、虫垂炎の手術や骨折の手術、検査目的の入院中など、死が予期されない場合の心静止はすぐに**CPR**が必要です。まずは多くの人を呼びましょう。必要ならコードブルーを行います。誰かに**ドクターコール**をお願いし、自分はすぐにCPRを開始してください。もしくは誰かにCPRをお願いし、自分はドクターコールを行います。AEDの必要はありません。

●予期された心静止の場合（DNRオーダーあり）
　人は亡くなったとき、心電図は必ずフラットな状態となります。人が亡くなったときは必ずCPRをするわけではありません。例えば、癌の末期で亡くなった場合もフラットになります。癌の末期の場合、DNRオーダーがとられていることがあります。そのときはDNRオーダーの内容に従ってください。基本的にCPRは行いません。この場合も**ドクターコール**は必要です。

4. ドクターコール

　ドクターコールも、予期せぬ心静止の場合（DNRオーダーなし）と予期された心静止の場合（DNRオーダーあり）に分けて考えましょう。

■予期せぬ心静止の場合（DNRオーダーなし）
●状態　意識がなく、脈も触れず、DNRオーダーがないことをはっきり伝えましょう。

「○○さんですが、意識がなく、脈は触れません」
「DNRオーダーはありません」

●**心電図所見、病名**　フラットといえば伝わります。

「心電図はフラットで心静止だと思います」

●**要望**　すぐに来て欲しいとはっきり伝えましょう。

「すぐに来てください」

■**予期された心静止の場合（DNRオーダーあり）**
●**状態**　DNRオーダーがあることをはっきり伝えましょう。

「○○癌で入院中の○○さんですが、意識がなくなり、脈は触れなくなりました」
「DNRオーダーがあり胸骨圧迫、人工呼吸はしないことになっています」

●**心電図所見、病名**

「心電図はフラットで心静止だと思います」

●**要望**

「病室まで来ていただけますか」

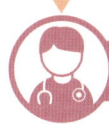

5. 医師による治療

　治療も予期せぬ心静止の場合（DNRオーダーなし）と予期された心静止の場合（DNRオーダーあり）とで異なります。

●**予期せぬ心静止の場合（DNRオーダーなし）**
　基本的に胸骨圧迫です。ライン確保をしてアドレナリンの静注、気管挿管も行います。AEDは使いません。

　心静止には以下のような原因があります。

> 低酸素血症／低体温／高カリウム血症・低カリウム血症／アシドーシス／循環血液量減少／緊張性気胸／肺血栓塞栓症／心筋梗塞／心タンポナーデ／薬物中毒

　医師は、これらを鑑別しながら治療を行っていきます。
　これらを丸暗記する必要はありませんが、心静止には原因があり、その治療が必要というのは知っておくとよいでしょう。

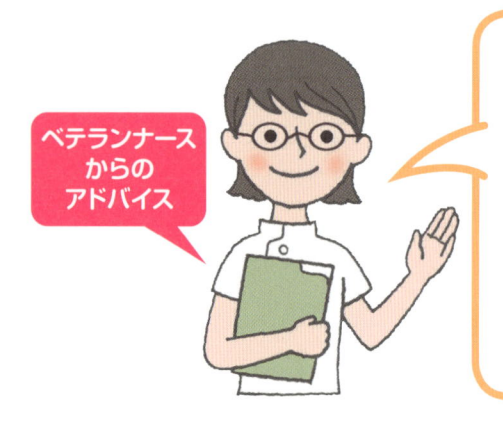

ベテランナースからのアドバイス

DNRオーダーなしの場合は医師が来るまでに
・アドレナリン
・挿管チューブ
・アンビューバック
・シリンジ
・点滴
・点滴のチューブ

などをすぐ使えるようにしておきましょう。

●**予期された心静止の場合（DNRオーダーあり）**
基本的に死亡確認となります。

心静止の症例と対処のポイント

●**症例**

86歳女性。肺炎で入院中。心筋梗塞の既往があるのでモニター心電図がつけられている。DNRオーダーはない。ナースステーションのモニターが下のようになった。

HR 0

●**ナースステーションにて**

波形を見ると、波がまったくなく心静止とわかります。仮に心静止という病名がわからなくても、超緊急であるのは判断できると思います。すぐに患者さんの状態を確認する必要があります。

病室に駆けつけたところ、意識はなく脈は触れない状態であった。

●**病室にて**

患者さんは脈が触れないので、すぐにCPR、ドクターコールが必要です。AEDの必要はありません。

心静止

心停止と心静止は、勘違いしやすいが、同じものではない。

- 心停止⇒脈が触れないこと（心室細動、心室頻拍、心静止、PEA）
- 心静止⇒心電図でフラット
- 心静止にはAEDは使わない

以上に注目して、心静止についてより理解を深めよう。

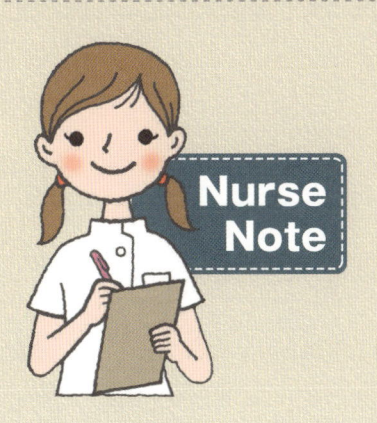

---

column
急変時の対応

ときに入院している患者さん（特に高齢者）が急変し心静止になってしまうことがあります。その場合、DNRの有無によってまったく対応が異なります。前もって、急変時の対応について確認しておくようにしましょう。

超緊急な心電図④ 無脈性電気活動

対処
・CPR
・ドクターコール

(PEA：pulseless electrical activity)
ピーイーエー　パルスレス　エレクトリカル　アクティビティ

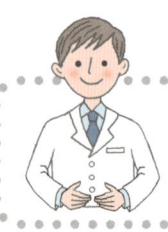

PEAは「ピーイーエー」と読みます。あまり聞き慣れない心電図ですね。PEAとは、そもそも何かという点に注目しましょう。

1. 病態と症状

　PEA(ピーイーエー)とは、日本語で**無脈性電気活動**といいます。その名のとおり、「電気活動はあるんだけど、脈がない状態」のことです。
　もっとわかりやすくいうと、「心電図波形はあるんだけど、脈が触れない状態」です。脈が触れないので全身に血液は送られていません。したがって、意識はなくなります。
　無脈性電気活動でなく**PEA**(ピーイーエー)と呼ぶことが多いです。

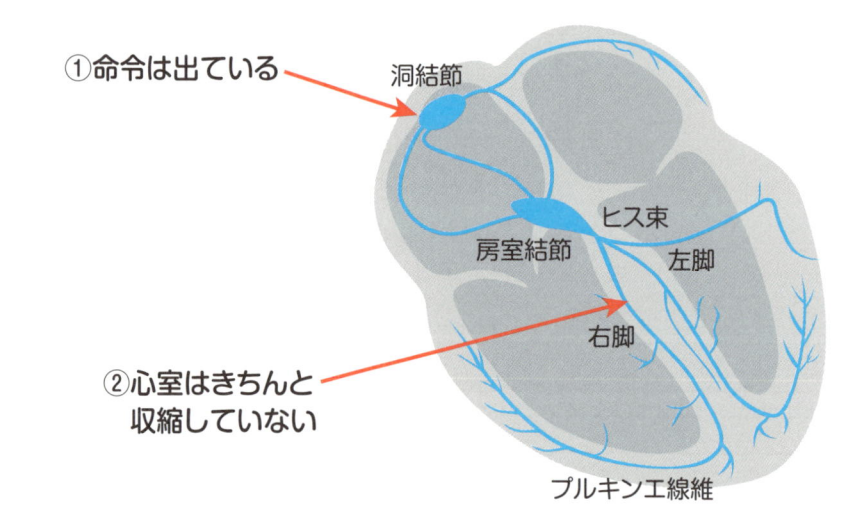

①命令は出ている　洞結節
ヒス束
房室結節　左脚
右脚
②心室はきちんと収縮していない
プルキンエ線維

2. 心電図の波形

●脈が触れなかったらPEA

　心電図は特に決まった波形はありません。何かしらの波形は出ているが、脈（頸動脈）が触れなかったらPEAです。正常の波形でも脈が触れなかったらPEAです。

　以下の心電図はすべてPEAです。

　「波形があるのになぜ脈が触れないのか？」というのが気になりますね。それは、心臓が弱っているからです。

　心臓が弱っていて、「ギューッと」強く収縮できないので、脈が触れないのです。

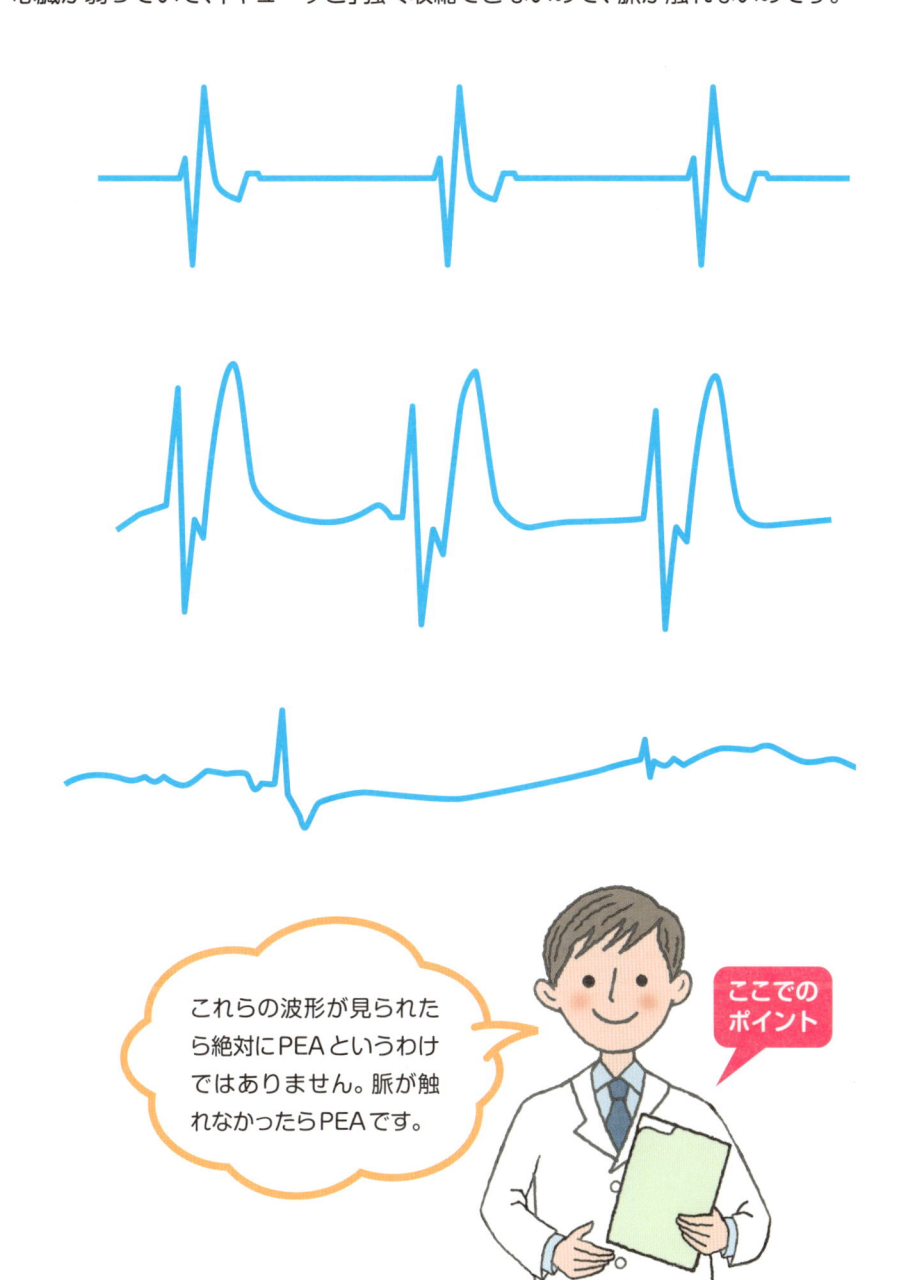

> これらの波形が見られたら絶対にPEAというわけではありません。脈が触れなかったらPEAです。

ここでのポイント

3. 対処法

脈が触れないので**CPR**が必要です。まずは多くの人を呼びましょう。
必要ならコードブルーも行います。誰かに**ドクターコール**をお願いし、自分はすぐにCPRを開始してください。もしくは誰かにCPRをお願いし、自分はドクターコールを行ってください。AEDの必要はありません。

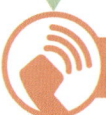

4. ドクターコール

● 状態　必ず脈が触れないことを伝えましょう。

「○○さんですが、意識がなく、脈が触れません」

● 心電図所見、病名　再度、脈が触れないことを強調しましょう。

「心電図で波形は見られますが、脈が触れないのでPEAだと思います」

● 要望　すぐに来てほしいとはっきり伝えましょう。

「すぐに来てください」

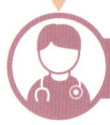

5. 医師による治療

治療の基本は胸骨圧迫です。ライン確保をし、アドレナリンの静注、気管挿管も行います。PEAは以下の原因があります。

> 低酸素血症／低体温／高カリウム血症・低カリウム血症／アシドーシス／循環血液量減少／
> 緊張性気胸／肺血栓塞栓症／心筋梗塞／心タンポナーデ／薬物中毒

医師は、これらを鑑別しながら治療を行っていきます。
これらを丸暗記する必要はありませんが、PEAには原因があり、その治療が必要というのは知っておくとよいでしょう。

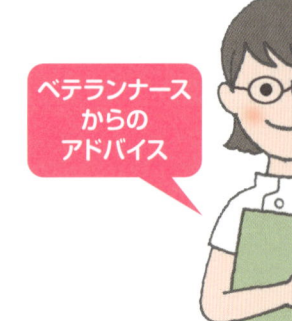

ベテランナースからのアドバイス

医師が来るまで、緊急カートを準備し、

・アドレナリン
・挿管チューブ
・アンビューバック
・シリンジ
・点滴
・点滴のチューブ

などをすぐ使えるようにしておきましょう。

無脈性電気活動の症例と対処のポイント

● **症例**

79歳女性。骨折のため手術を行いベッド上安静となっている。術後であるためモニター心電図が付けられている。ナースステーションのモニターが下のようになった。

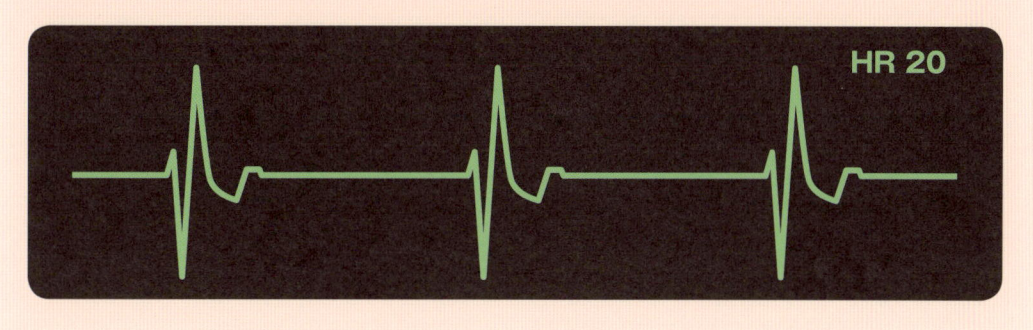

HR 20

● **ナースステーションにて**

波形を見ると一見正常のようにも見えますが、何か変ですね。心拍数は20/分で明らかに異常です。とりあえず、病室へ行き状態を確認する必要があります。

病室に駆けつけると、意識はなく脈は触れない状態であった。

● **病室にて**

脈が触れない場合、先ほどの心電図はPEAとわかります。すぐにCPR、ドクターコールを行います。仮にPEAという病名がわからなくても、脈が触れないのでCPR、ドクターコールを行う必要があります。もし、脈が触れた場合は、PEAとは呼びませんが、心拍数20/分は異常ですので、すぐにドクターコールが必要です。

無脈性電気活動（PEA）

- 波形はあるけど脈が触れないのがPEA
- 波形は色々
- 心臓が弱っているので脈が触れない

以上の点に注目し、PEAについてより理解を深めよう。

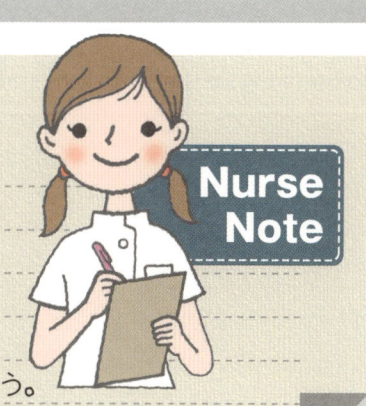

Nurse Note

ちょっと休憩

AEDの適応は？

● めちゃくちゃな波形を正す

心停止になる4つの心電図（心室細動、心室頻拍、心静止、PEA）を勉強しました。すべての心停止にAEDを使うわけではないのに気づいたでしょうか？

AEDは心静止とPEAには使いません。

勘違いしている方もいるかもしれませんが、AEDは心臓を動かす器械ではありません。めちゃくちゃな波形を正す器械です。

めちゃくちゃな波形とは、心室細動と心室頻拍です。AEDの適応はこの2つです。

心静止はそもそも命令が出ず、波形がありませんのでAEDの適応ではありません。AEDのパッドを貼ってもかまいませんが、器械が自動的に「ショックの適応ではない」と判断し、作動しません。

PEAはめちゃくちゃな波形ではありませんのでAEDの適応ではありません。こちらもAEDのパッドを貼ってもかまいませんが、器械が自動的に「ショックの適応ではない」と判断し、作動しません。

AEDの適応は、心室細動と心室頻拍の2つです。

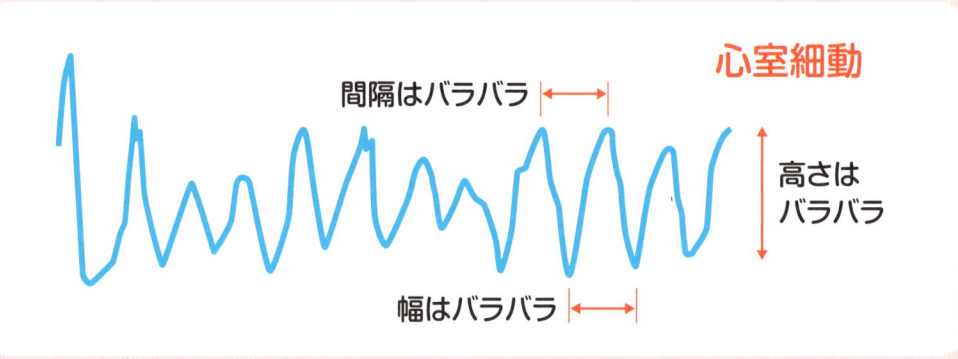

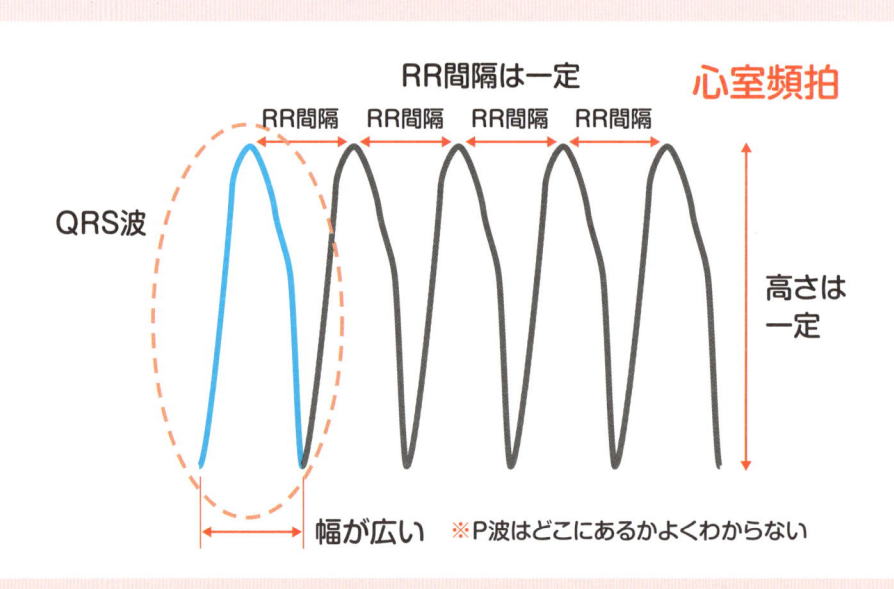

心室細動
間隔はバラバラ
高さはバラバラ
幅はバラバラ

心室頻拍
RR間隔は一定
RR間隔　RR間隔　RR間隔　RR間隔
QRS波
高さは一定
幅が広い　※P波はどこにあるかよくわからない

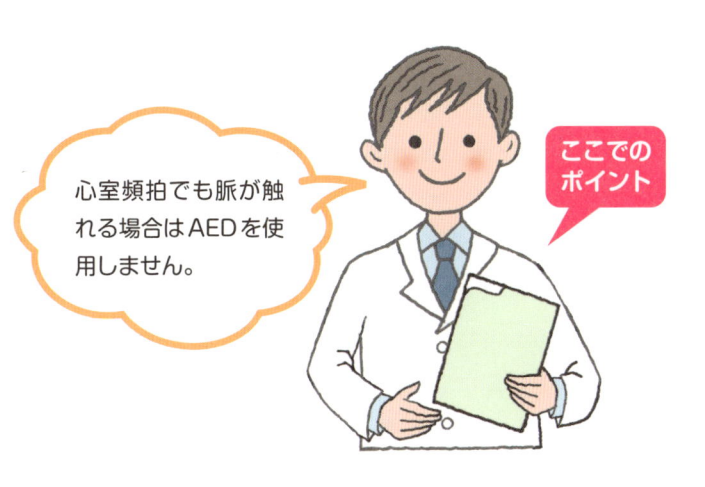

> ここでのポイント
> 心室頻拍でも脈が触れる場合はAEDを使用しません。

ちょっと休憩　AEDの使い方とポイント

●準備の前はCPRを行う

　AEDの適応を知っていても、使い方を知らなかったら意味がありません。AEDの使い方を説明していきますが、その前に大事なポイントがあります。

> AEDを持ってきたり、準備したりしている間はCPRを行う

　AEDが手元に来るまでただ待っていることがないようにします。

●適応は？

　AEDの適応は、心室細動と心室頻拍です。心電図を付けていればわかりますが、心電図を付けていない場合は、心室細動や心室頻拍かどうかなんてわかりません。

> 意識がなく、脈が触れない状態

であれば、AEDを使用してください。心静止とPEAの方も含まれてしまいますが、器械がショックの適応でないと判断し、作動しませんので心配はいりません。

●使い方の手順

　PHILIPS製のAEDを例に説明していきます。

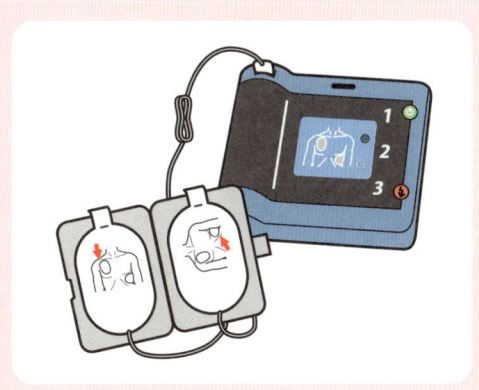

手順①　電源を入れる

　1のボタンを押します。

手順②　パッドを貼る

　図のように心臓をはさんでパッドを貼ります。少し強めにしっかり貼ってください。パッドにも「貼る位置のイラスト」が描いてありますので参考にしてください。

2 超緊急な心電図

● 大人の場合

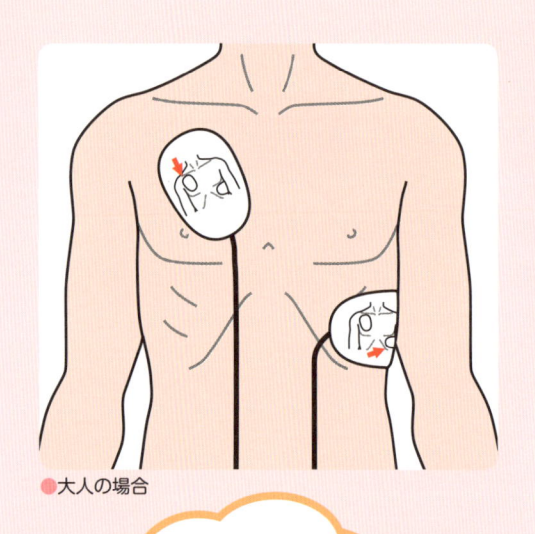

体の小さい子供などは胸と背中にパッドを貼ります。

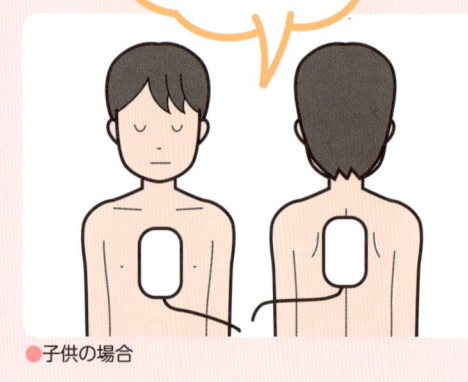

● 子供の場合

手順③　コネクターを差し込む

パッドを貼ったらコネクターを差し込みます。電気ショックが必要かどうか自動で判断します。

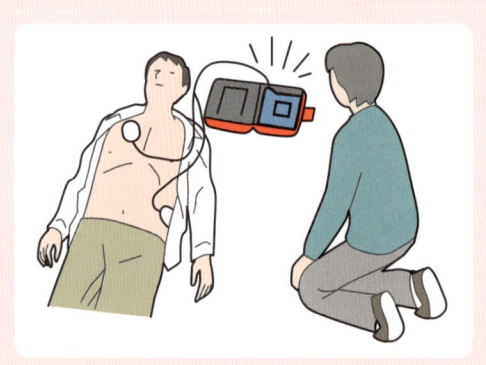

● 電気ショックが必要な場合

　心室細動か心室頻拍の場合、ショックの適応と判断され「ショックの適応です」とアナウンスが流れます。
　一時、CPRを中止し、全員が離れたのを確認したら3のボタンを押します。ショックが行われます。ショック終了後は、すぐにCPRを再開します。

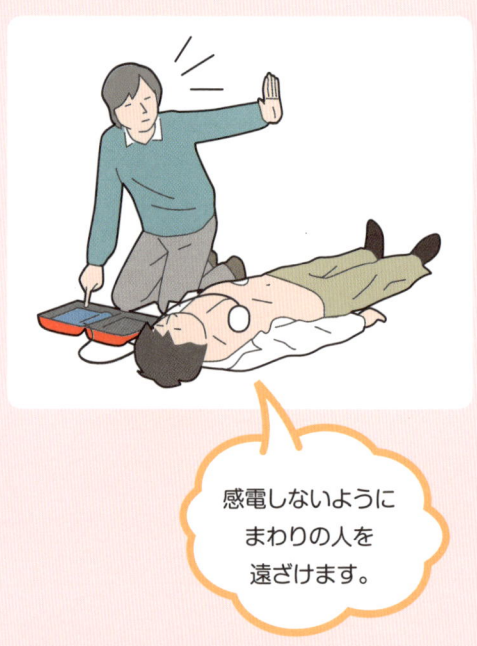

感電しないようにまわりの人を遠ざけます。

● 電気ショックが不要な場合

　心静止かPEAの場合、ショック不要と判断され「ショックの適応ではありません」とアナウンスが流れます。この場合、すぐにCPRを再開します。

　どちらの場合も、自己心拍が再開したらCPRは終わりです。自己心拍が再開しない場合、2分後に自動的に解析が始まります。先ほど同様、アナウンスに従います。以降、これを繰り返します。

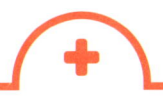

超緊急な心電図のまとめ

心室細動

<波形の特徴>

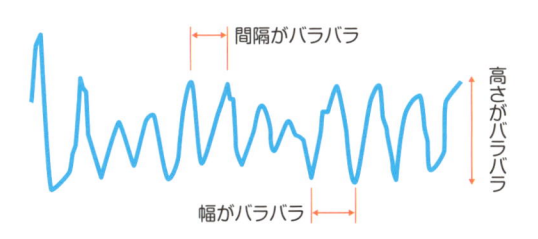

- 間隔がバラバラ
- 高さがバラバラ
- 幅がバラバラ

対処法
- CPR
- AED
- ドクターコール

心室頻拍

<波形の特徴>

- RR間隔は一定
- QRS波
- 高さは一定
- 幅が広い
- ※P波はどこにあるかよくわからない

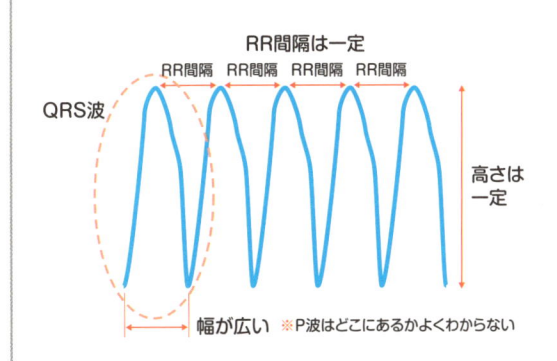

対処法
- CPR
- AED
- ドクターコール

心静止

<波形の特徴>

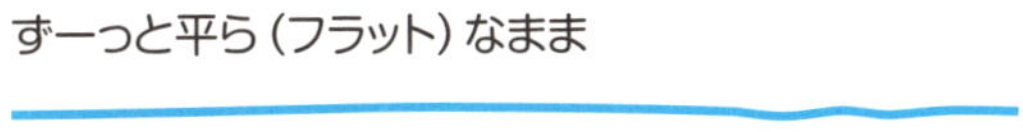

ずーっと平ら（フラット）なまま

対処法
- CPR
- ドクターコール

無脈性電気活動（PEA）

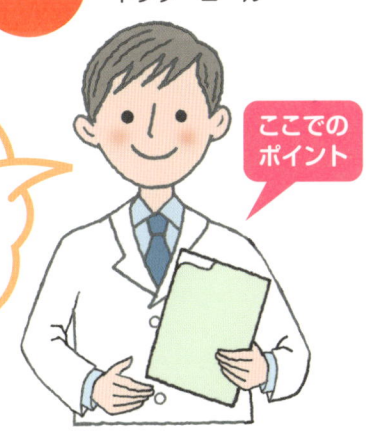

<波形の特徴>

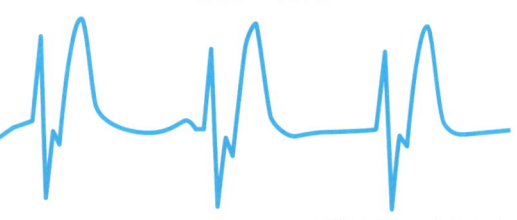

※脈が触れないのがポイント

対処法
- CPR
- ドクターコール

ここでのポイント

波形の特徴をまとめましたが、これらは丸暗記するのではなく、病態から自分で思い浮かべられることが大事です。

memo

chapter 3

緊急な心電図

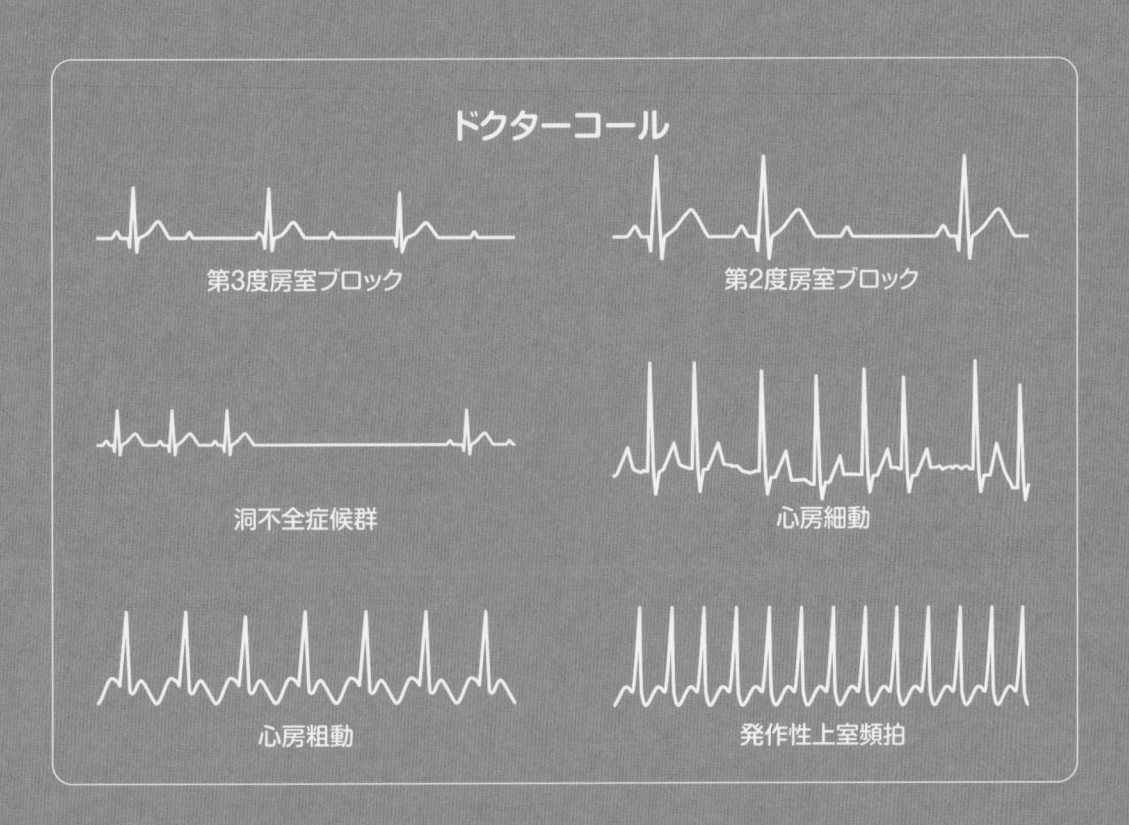

ドクターコール

第3度房室ブロック

第2度房室ブロック

洞不全症候群

心房細動

心房粗動

発作性上室頻拍

緊急な6つの心電図を勉強していきます。
看護師さんが直接行う治療はありませんが、ドクターコールは必要です。

房室ブロックの基礎知識

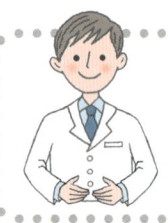

房室ブロックは、いくつか分類があるので、難しく感じると思います。房室ブロックを理解するには、細かい分類よりも、そもそも「房室とは何か」「ブロックとは何か」ということから理解することが大事です。

房室ブロックとは

　房室ブロックの「房」は心房の房、「室」は心室の室であり、**ブロック**とは命令が伝わらないことをいいます。
　房室ブロックとは、心房まで伝わった命令がその先の心室に伝わらない病気です。
心房から心室までは

心房 ⇒ 房室結節 ⇒ ヒス束 ⇒ 左脚・右脚 ⇒ プルキンエ線維 ⇒ 心室

と伝わります。房室結節もしくはヒス束が悪いと心室に電気が伝わりません。よって、房室ブロックは、房室結節もしくはヒス束で命令がうまく伝わらない病気といえます。

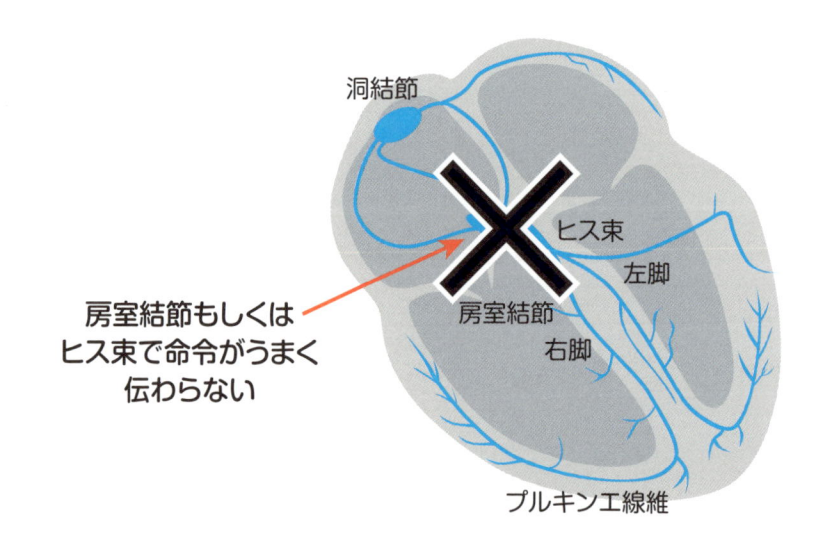

洞結節

ヒス束
左脚
房室結節
右脚

房室結節もしくは
ヒス束で命令がうまく
伝わらない

プルキンエ線維

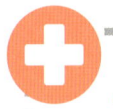

心室に命令が伝わらないとどうなるのか

心室は収縮しないのでQRS波は見られません。心房には命令が伝わっているので心房は収縮し、P波は見られます。したがって、心電図は次のようになります。

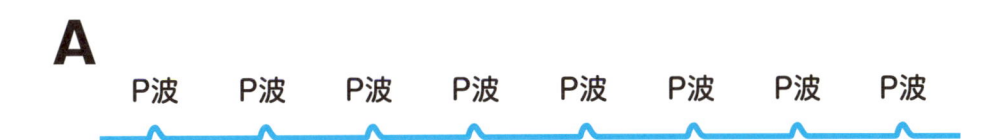

A P波 P波 P波 P波 P波 P波 P波 P波

心室に命令がいっさい伝わらないわけではなく、伝わることもあります。この場合、命令が伝わったときにQRS波が見られます。心電図は次のようになります。

B
心室に命令が伝わった → QRS波
心室に命令が伝わらない
心室に命令が伝わらない
心室に命令が伝わった → QRS波
心室に命令が伝わらない
心室に命令が伝わらない
心室に命令が伝わった → QRS波

P波 T波 P波 P波 P波 T波 P波 P波 P波 T波 P波

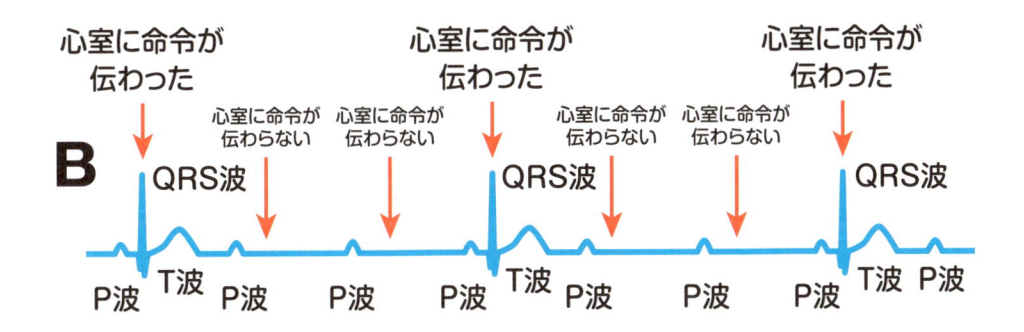

毎回QRS波が見られ、一見するとふつうに命令が伝わっているように見える場合もあります。心電図は次のようになります。

※よく見ると正常な波形とは違います。

C 普通に伝わっているように見える
QRS波 QRS波 QRS波 QRS波
P波 T波 P波 T波 P波 T波 P波 T波

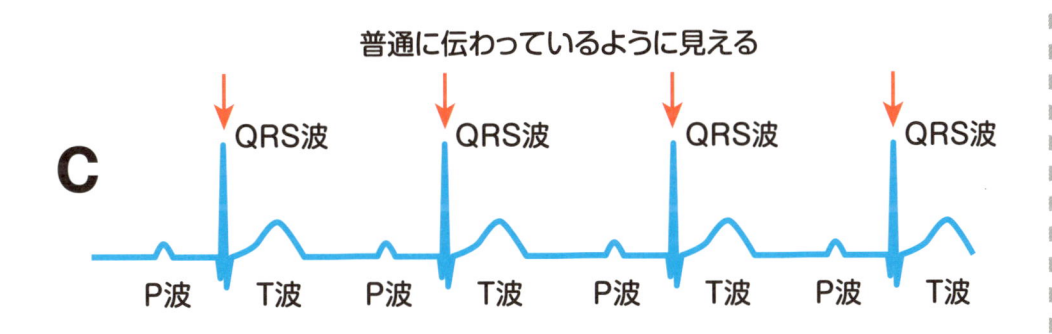

A（命令が心室に一切伝わらない）：第3度房室ブロック（完全房室ブロック）
B（命令が心室に伝わったり、伝わらなかったり）：第2度房室ブロック
C（命令が普通に伝わっているように見える）：第1度房室ブロック

緊急な心電図① 第3度房室ブロック

対処
・ドクターコール

別名：完全房室ブロック

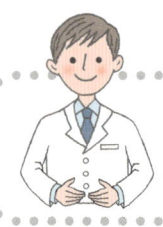

(Third-degree atrioventricular block)
サード　ディグリー　エイトリオベントリキュラ　ブロック

本書では重症度、緊急性の高いものから説明しています。房室ブロックも重症度、緊急性の高い第3度房室ブロックから説明していきます。

1. 病態と症状

房室ブロックとは、心房に伝わった命令が心室に伝わらない病気でした。その中でもいっさい命令が伝わらないものが**第3度房室ブロック**でした。

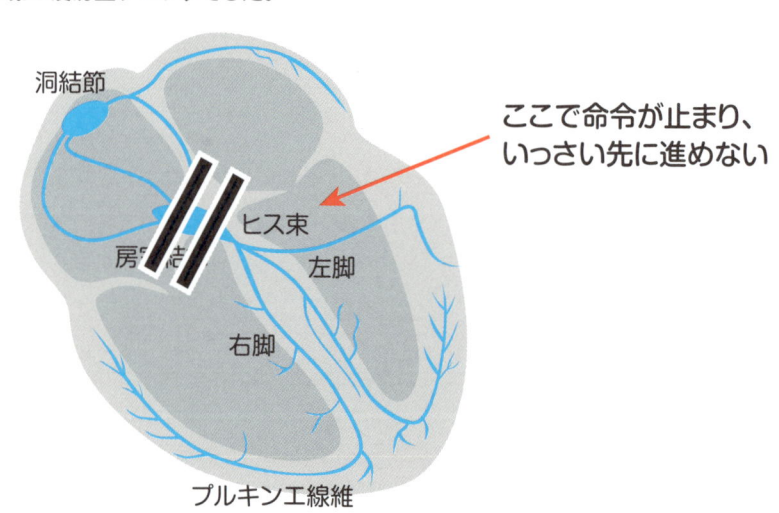

ここで命令が止まり、いっさい先に進めない

洞結節
房室結節
ヒス束
左脚
右脚
プルキンエ線維

心室に命令が伝わらないと、心室はまったく動かなそうですが、そうでもないのです。もしものときのバックアップとして、心室は自分の意思で動くことができます。これを**自動能**といいます。
　自動能があると聞くと「じゃ、心配いらないね。」となりそうですが、そううまくもいきません。
　自動能はあくまでバックアップ用なので、テンポがゆっくりなんです。1分間に30回位しか収縮することができません。そのため、全身に十分な血液を送ることができないのです。
　その結果、意識レベルが低下したり、血圧が下がったり、皮膚が蒼白になったり、四肢が非常に冷たくなったりします。

2. 心電図の波形

●P波のみ見られそう

病態をふまえて、心電図がどのようになるか考えてみましょう。心房にはきちんと命令が伝わり、ふつうに収縮していますので、正常なP波が見られます。

心室には命令が伝わらないのでQRS波は見られなさそうです。下のような心電図になりそうです。

P　P　P　P　P　P　P

●QRS波に注目する

心室は自動能で収縮しているので、実はQRS波が見られます。ただし、自動能はペースがゆっくりなので、QRS波とQRS波の間隔が広くなります。

QRS波とQRS波の間隔は**RR間隔**といいます。RR間隔が広いとも表現されます。QRS波のみに注目すると、下のような心電図になります。

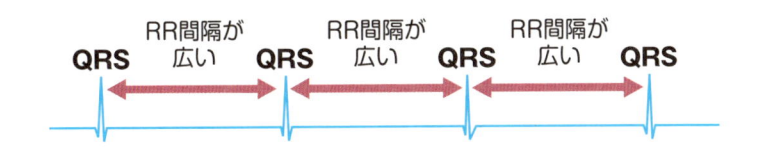

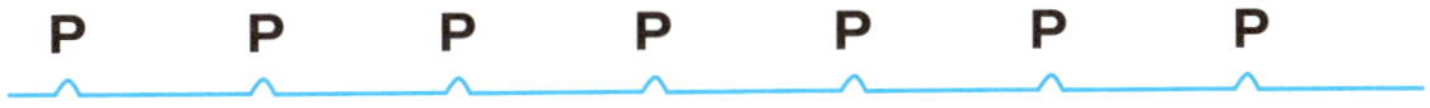

QRS ←RR間隔が広い→ QRS ←RR間隔が広い→ QRS ←RR間隔が広い→ QRS

この2つの心電図を合わせると、今回の症例の心電図になるわけです。

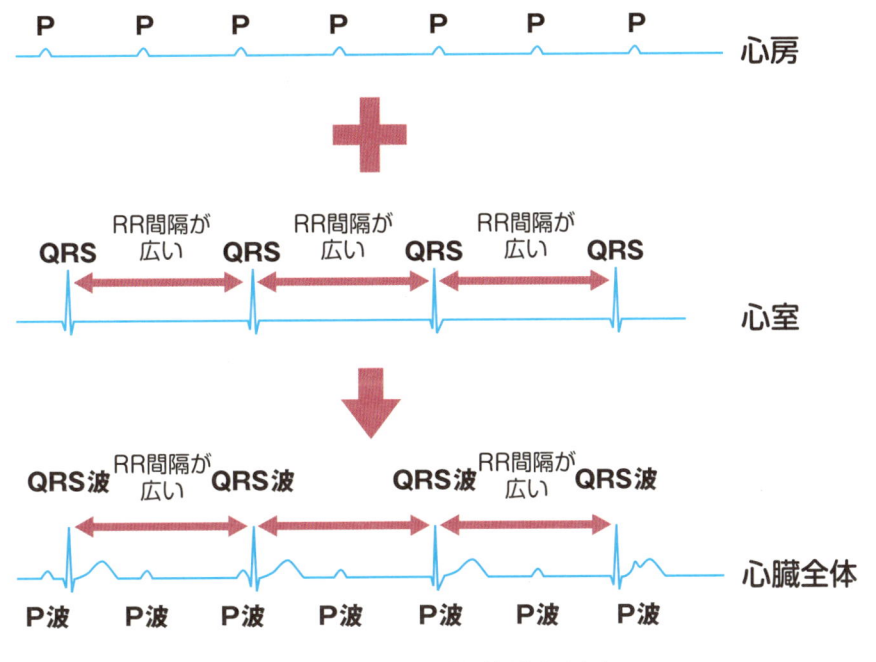

P　P　P　P　P　P　P　　　心房

＋

QRS ←RR間隔が広い→ QRS ←RR間隔が広い→ QRS ←RR間隔が広い→ QRS　　　心室

↓

QRS波 ←RR間隔が広い→ QRS波　　QRS波 ←RR間隔が広い→ QRS波
P波　P波　P波　P波　P波　P波　P波　　　心臓全体

※QRS波のあとにはT波が見られますので、T波も付け加えました。

●合わせた後の心電図

心電図が合わさった場合の特徴はどうなるか考えてみましょう。P波はふつうに見られます。

心室は自動能で動いているのでテンポがゆっくりです。したがって、QRS波とQRS波の間隔（RR間隔）が広くなります。

●正常な心電図

正常な心電図では、心房の命令が心室に伝わると、必ず一定時間後に心室が収縮します。つまり、P波の一定時間後にQRS波が見られます。その結果、PQ時間は一定となります。

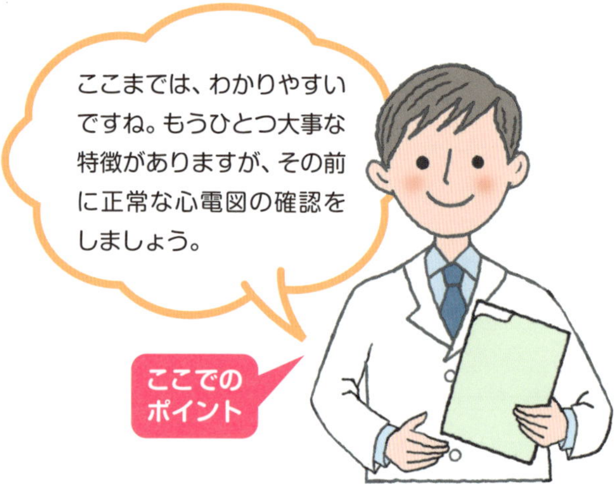

> ここまでは、わかりやすいですね。もうひとつ大事な特徴がありますが、その前に正常な心電図の確認をしましょう。

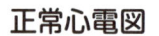

ここでのポイント

正常心電図

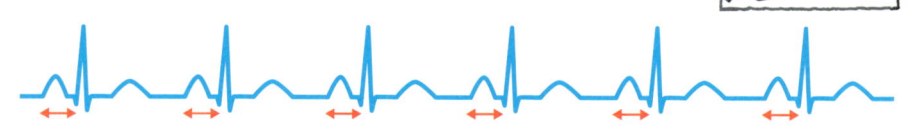

↔：PQ時間　　PQ時間がすべて一定

●PQ時間がバラバラ

第3度房室ブロックでは心房と心室は命令のつながりがありません。つまり、P波とQRS波との間に規則性はありません。その結果、PQ時間は一定ではなくバラバラになります。これが第3度房室ブロックの最も特徴的な所見となります。

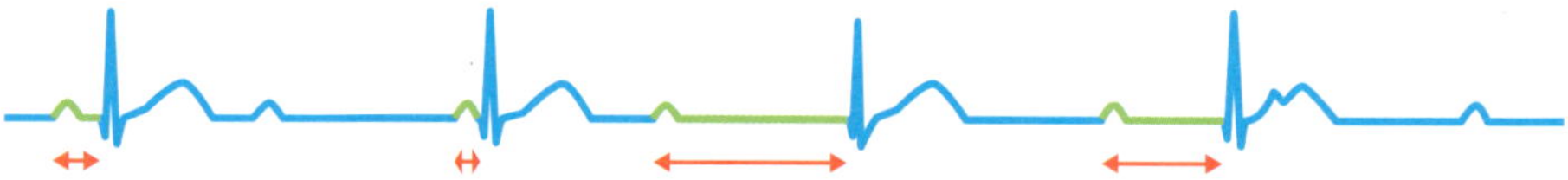

PQ時間がバラバラ

- P波は正常
- QRS波とQRS波の間隔が広い（RR間隔が広い）
- P波とQRS波に規則性がない（PQ時間がバラバラ）

> 左の3つが第3度房室ブロックの特徴ですが、丸暗記するものではありません。病態から自分で考えられるようになることが大切です。

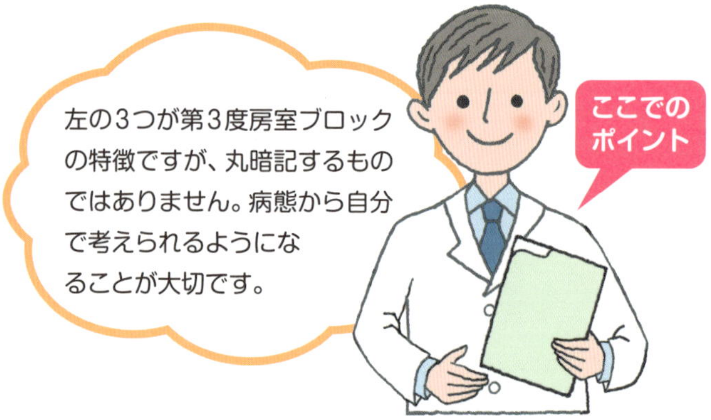

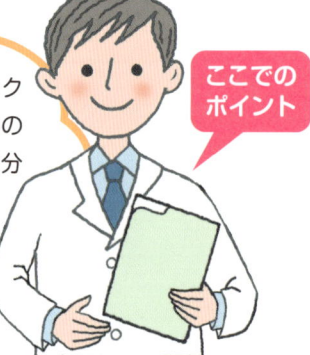

ここでのポイント

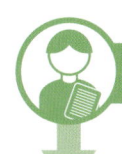

3. 対処法

第3度房室ブロックは、すぐに治療が必要ですので**ドクターコール**をしてください。

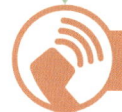

4. ドクターコール

●**状態** 意識レベル、心拍数をはっきり伝えましょう。

「○○さんですが、意識レベルが下がっています」
「血圧は90/50mmHgで脈拍数は30/分です」

●**心電図所見、病名** PQ時間がバラバラなのがポイントです。

「心電図は心拍数30/分です。P波は普通に見られます」
「QRS波は見られますが間隔が広いです。PQ時間はバラバラです」
「第3度房室ブロックだと思います」

●**要望** すぐに来てほしいと伝えましょう。

「すぐに来てください」

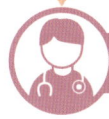

5. 医師による治療

　第3度房室ブロックは、心室が1分間に30回くらいしか収縮できないのが問題です。何とかして1分間に50〜60回くらい収縮できるようにしたいです。
　どうすればよいでしょうか？

　「足りない分を胸骨圧迫する。」というのはダメです。意識があり、脈が触れる方に胸骨圧迫をしてはいけません。逆に悪くなります。足りないぶんは胸骨圧迫ではなく、ペーシングもしくは薬剤投与で補ってあげる必要があります。

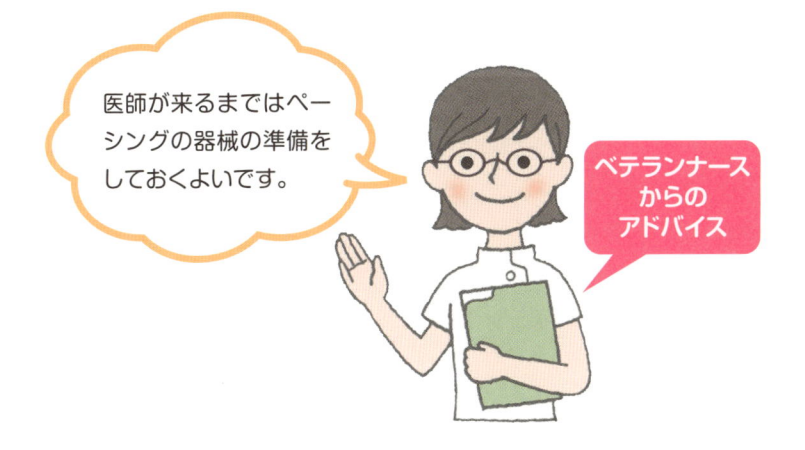

> 医師が来るまではペーシングの器械の準備をしておくよいです。

ベテランナースからのアドバイス

第3度房室ブロックの症例と対処のポイント

● **症例**
76歳女性。昨日転倒し骨折し、手術目的のため入院中である。高齢であるため、モニター心電図が付けられている。ナースステーションのモニターが下のようになった。

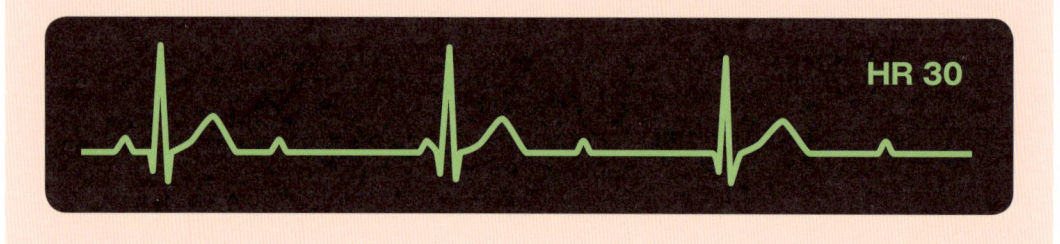

HR 30

● **ナースステーションにて**
パッと見、心停止を来す病気ではないことがわかります。少し落ち着いて考えてみましょう。波形はPQ間隔がバラバラなので第3度房室ブロックとわかります。仮にわからなくても、脈拍数が30/分とかなりの徐脈であるので、すぐに病室へ行き状態を確認する必要があります。

病室を尋ねたところ、意識がはっきりしない。脈は触れるが、手が非常に冷たい。
血圧90/50mmHg、脈拍数30/分。

● **病室にて**
患者さんは脈は触れますがかなりの徐脈です。それに意識がはっきりしないので、すぐに治療が必要です。ドクターコールしましょう。

第3度房室ブロック

- 心房の命令が心室にまったく伝わらない
- PQ間隔がバラバラ
- RR間隔が広い
- 仮に波形がよく分からなくても徐脈であるので緊急性が高いと判断しドクターコール！！

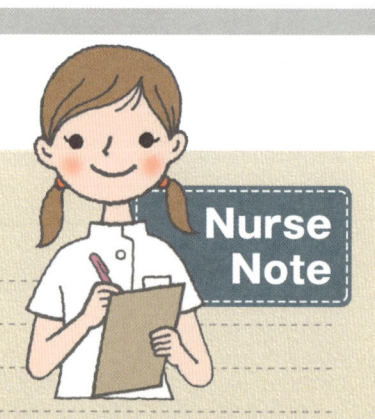

Nurse Note

波形がよくわからなくても、ほかの所見から緊急性が高いと判断でき、ドクターコールすることができれば患者さんを助けることができる。少しは気が楽になった。

どうしてこのような心電図になるかが理解できると、ほかの心電図を勉強する際もかなり応用が効きそうだ。ちょっと難しいかもしれないが、成り立ちに注目して再度読んでみよう。

ちょっと休憩 ペーシングって？

●心臓に命令（電流）を送る

第3度房室ブロック（完全房室ブロック）の治療でペーシングを行うと説明しました。ペーシングというのはあまり聞いたことがないと思います。いったい何をするのでしょうか？

ペーシングとは、ペースメーカで心臓に命令（電流）を送ってあげることです。ペースメーカは知っていますよね。特に、体の中に埋め込むのは有名なので、皆さんご存知かと思います。

ペースメーカは、体の中に埋め込むだけではなく、体の外から電流を流すものもあります。AEDのようにパッドを2枚貼り、その間に電流を流します。

パッドは心臓を挟んでいるので、電流は、「パッド⇒心臓⇒パッド」の順に流れます。この電流が心臓を収縮させる命令となります。

正常な心拍数と同じになるよう、電流が1分間に50〜60回流れるように設定します。

このように、皮膚から電流を流すペーシングを**経皮ペーシング**といいます。緊急のときは、体の中にペースメーカを植え込む時間がありませんので、経皮ペーシングを行います。

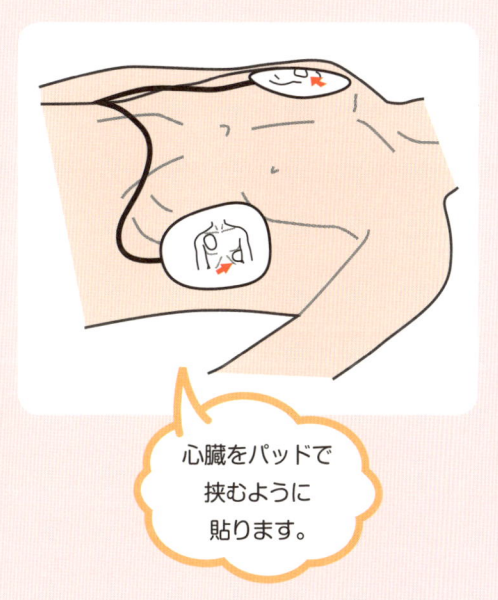

心臓をパッドで挟むように貼ります。

緊急な心電図②

第2度房室ブロック

対処
・ドクターコール

(second-degree atrioventricular block)
セカンド　ディグリー　エイトリオベントリキュラ　ブロック

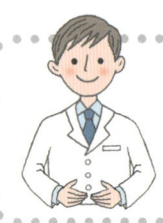

今回は房室ブロックの中でも第2度を勉強していきます。まったく命令が伝わらない第3度とは異なり、伝わったり、伝わらなかったりするのがポイントです。

1. 病態と症状

　第2度房室ブロックは、房室ブロックのひとつですので、心房まで伝わった命令が心室に伝わらない病気です。

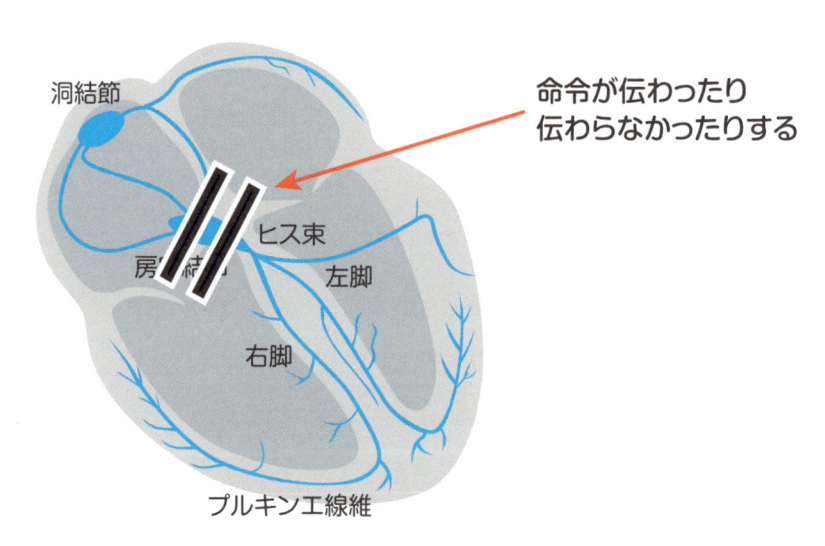

（図：洞結節、房室結節、ヒス束、左脚、右脚、プルキンエ線維／命令が伝わったり伝わらなかったりする）

　第3度房室ブロックは、いっさい命令が伝わりませんが、第2度房室ブロックは命令が伝わったり、伝わらなかったりします。伝わり方は人によって異なり、ほとんど毎回伝わるものから、あまり伝わらないものまで様々です。
　命令がほとんど毎回伝われば無症状です。あまり伝わらなければ失神を来すことがあります。

2. 心電図の波形

心房の命令が伝わったり伝わらなかったり

　心房の命令が心室に伝わったり伝わらなかったりするのが第2度房室ブロックと説明しました。これが心電図でどのように見えるか考えてみましょう。

●心室に命令が伝わる

　心室に命令が伝わった場合、正常心電図と同じになります。つまり、P波の一定時間後にQRS波が見られます。

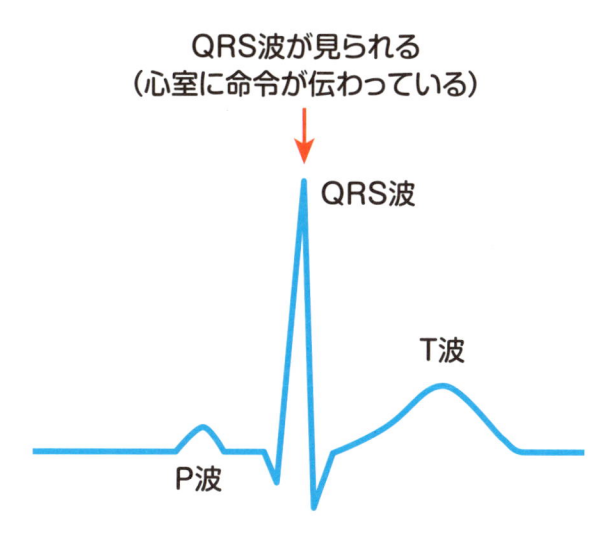

QRS波が見られる
（心室に命令が伝わっている）
↓
QRS波
T波
P波

●心室に命令が伝わらない

　心室に命令が伝わらないのでQRS波が見られません。心房には命令が伝わっているのでP波は見られます。

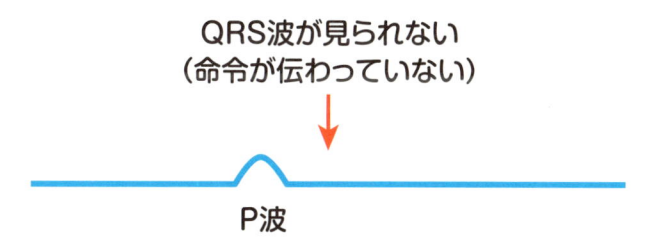

QRS波が見られない
（命令が伝わっていない）
↓
P波

●2つの心電図の組み合わせ

　第2度房室ブロックはこの2つの心電図の組み合わせになります。組み合わせ方次第で色々な心電図になります。

　どの心電図でもQRS波が見られた部分のPQ時間が一定となります。このPQ時間が一定というのが第3度房室ブロックとの大きな違いです。

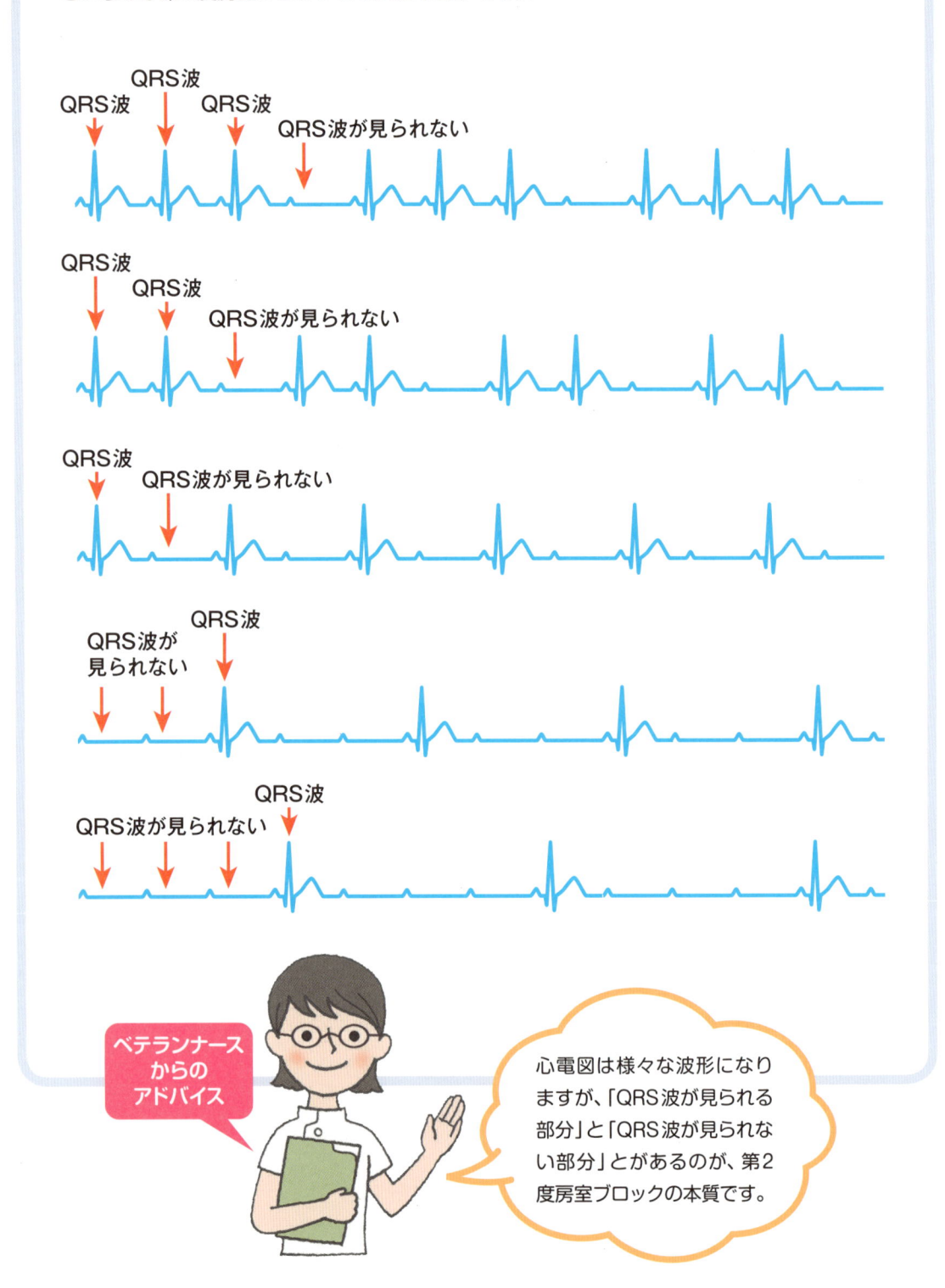

> 心電図は様々な波形になりますが、「QRS波が見られる部分」と「QRS波が見られない部分」とがあるのが、第2度房室ブロックの本質です。

ベテランナースからのアドバイス

3. 対処法

　第2度房室ブロックは伝わり方によって病態がいろいろあります。経過観察でよいものから、すぐに治療の必要なものまであります。
　その判断はなかなか難しいので**ドクターコール**をして指示を仰ぐのがよいでしょう。

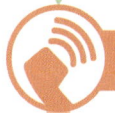

4. ドクターコール

●**状態**　意識レベル、血圧、脈拍数をきちんと伝えましょう。

「○○さんですが、意識レベルが下がっています」
「血圧は90/50mmHgで脈拍数は30/分です」

●**心電図所見、病名**　QRS波が見られない部分があるのとPQ時間が一定であるのがポイントです。

「心電図は心拍数30/分です。P波はふつうに見られます」
「QRS波は3回に1度しか見られません。PQ時間は一定です」
「第2度房室ブロックだと思います」

●**要望**　すぐに来てほしいと伝えましょう。

「すぐに来てください。」

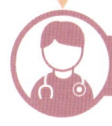

5. 医師による治療

　ライン確保をし薬剤投与を行います。徐脈になっている場合はペーシングを行うことがあります。

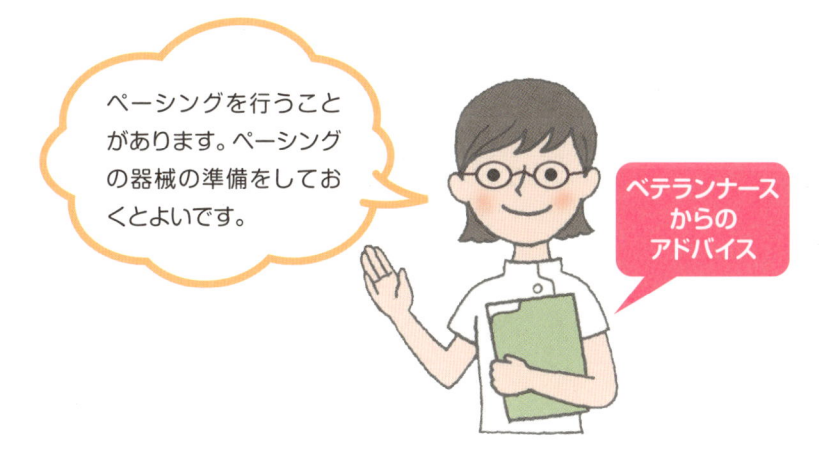

> ペーシングを行うことがあります。ペーシングの器械の準備をしておくとよいです。

ベテランナースからのアドバイス

第2度房室ブロックの症例と対処のポイント

●**症例**
　75歳女性。転倒し骨折して、手術目的のため入院中である。高齢でありモニター心電図が付けられている。ナースステーションのモニターが次のようになった。

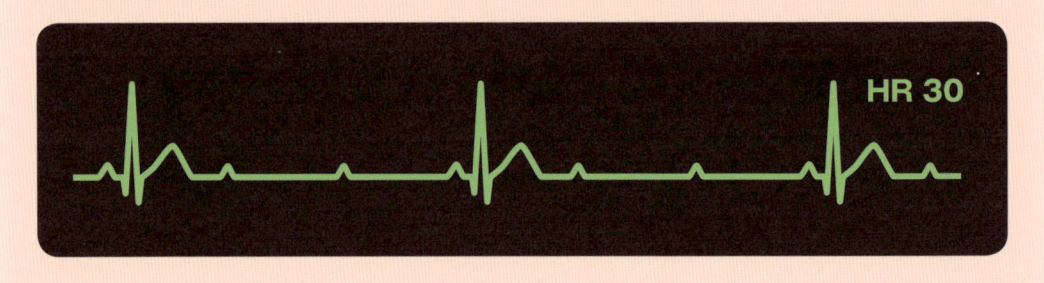

HR 30

●**ナースステーションにて**
　パッと見、心停止を来す病気ではないことがわかります。少し落ち着いて考えてみましょう。波形はQRS波が見られる部分と見られない部分があるので、第2度房室ブロックとわかります。仮にわからなくても、心拍数が30/分とかなりの徐脈であり、すぐに病室へ行き状態を確認する必要があります。

　病室に駆けつけると、意識ははっきりしない。脈は触れるが、手が非常に冷たい。血圧90/50mmHg、脈拍数30/分。

●**病室にて**
　患者さんは脈は触れますが、意識がはっきりしないので、すぐに治療が必要です。ドクターコールをしましょう。

第2度房室ブロック

- QRS波が見られる部分と見られない部分がある
- P波は見られる
- PQ時間は一定 ⇔ PQ時間がバラバラなら第3度房室ブロック（完全房室ブロック）

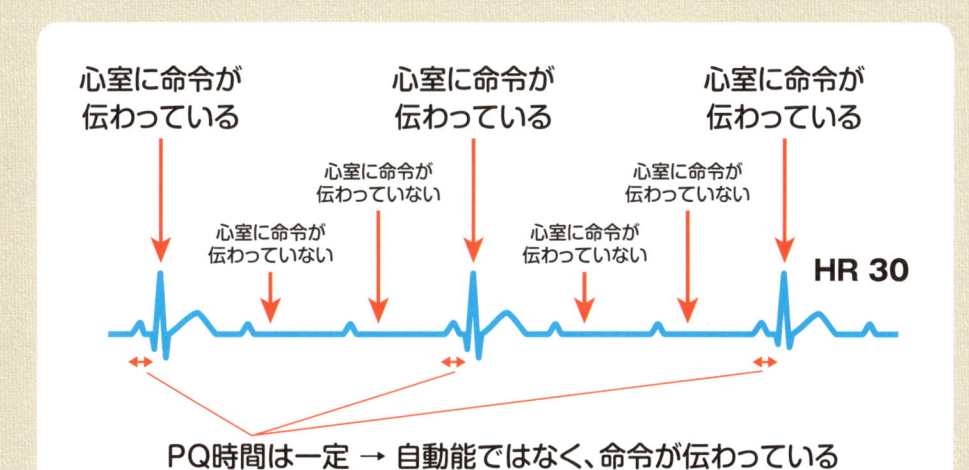

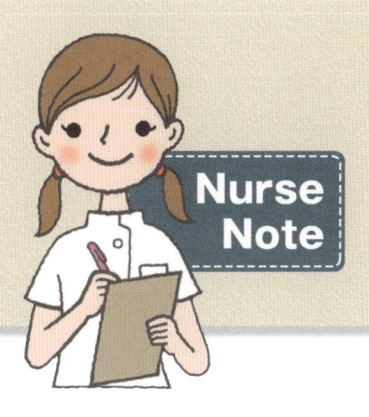

心室に命令が伝わっている

心室に命令が伝わっていない

HR 30

PQ時間は一定 → 自動能ではなく、命令が伝わっている

---

column
ブロックは分類ではなく病態を理解する

　心電図の中でブロックは少しわかりにくい概念です。ブロックには色々な分類（第3度房室ブロック、第2度房室ブロック、第1度房室ブロック、右脚ブロック、左脚ブロックなど）がありますが、初めに分類を覚えるのはよい勉強法とはいえません。そうではなく、「そもそもブロックとは何か？」を理解することが大事です。そうすれば、分類は自然とできるようになります。

3　緊急な心電図

緊急な心電図③

洞不全症候群

対処
・ドクターコール

シック　サイナス　シンドローム
(sick sinus syndrome)

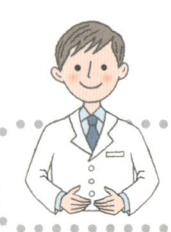

> 第2度房室ブロックと似ているのですが、どこが違うかに注目しましょう。

♥ 1. 病態と症状

洞不全症候群は、数秒間心房に命令が伝わらなくなった状態です。

心房に命令が伝わらないのでその先の心室にも命令が伝わっていません。したがって心房も心室も収縮していません。

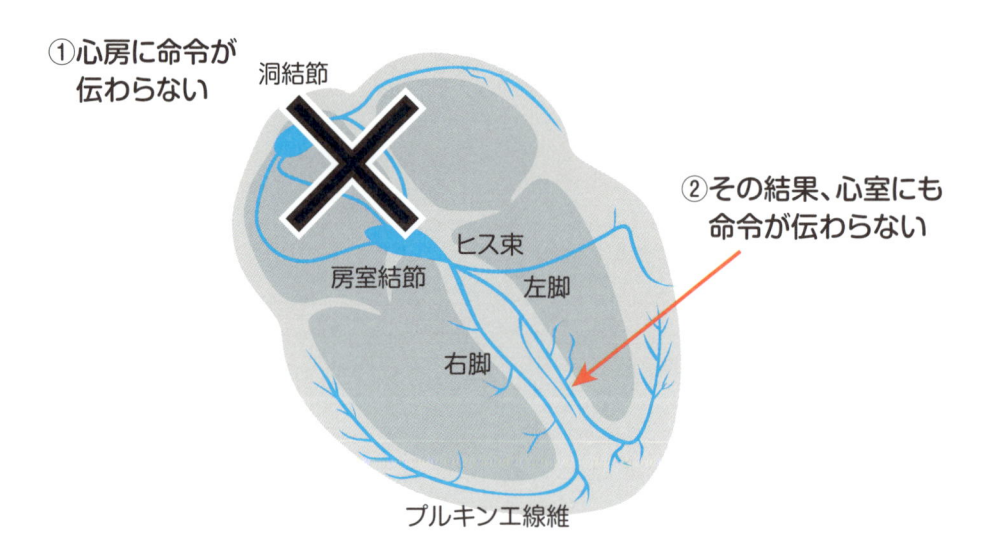

①**心房に命令が伝わらない**
洞結節
ヒス束
房室結節
左脚
右脚
プルキンエ線維

②**その結果、心室にも命令が伝わらない**

症状は命令が伝わらなくなる時間の長さによって異なります。時間が短いと無症状ですが、時間が長いと失神することがあります。

2. 心電図の波形

●P波もQRS波も見られない

心房も心室も収縮しないので、数秒間P波もQRS波も見られなくなります。

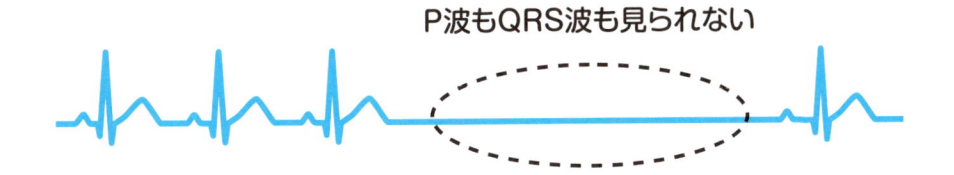

P波もQRS波も見られない

●第2度房室ブロックとの違い

第2度房室ブロックは、QRS波が見られない部分がある病気ですが、もっと正確には、P波は正常に見られるのにQRS波が見られない部分がある病気です。

もう一度心電図を見てみましょう。P波は毎回きちんとあることがわかります。

〈第2度房室ブロックの心電図〉

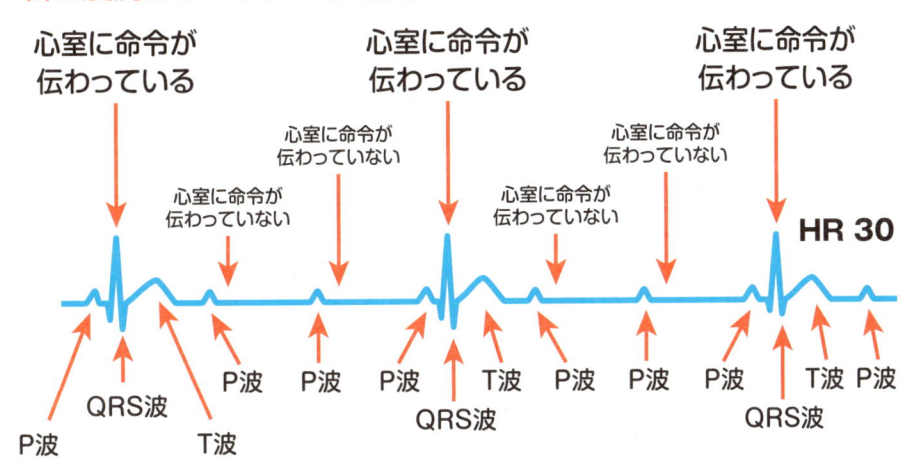

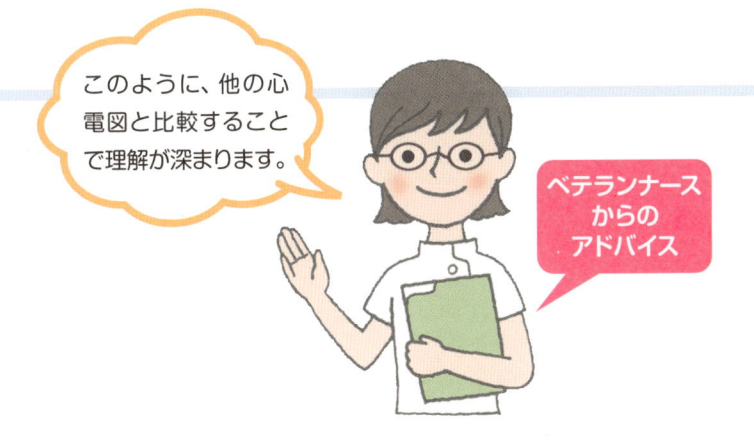

心室に命令が伝わっている
心室に命令が伝わっていない
HR 30

P波　QRS波　T波　P波　P波　P波　QRS波　T波　P波　P波　P波　QRS波　T波　P波

このように、他の心電図と比較することで理解が深まります。

ベテランナースからのアドバイス

3. 対処法

気が遠くなったり、失神したりなど症状があれば当然**ドクターコール**です。
症状がなくても治療が必要な場合があります。ドクターコールをして指示を仰ぐのがよいです。

4. ドクターコール

●**状態**　症状、意識レベル、バイタルを伝えましょう。

「〇〇さんですが、一瞬気が遠くなったとのことです」
「現在意識は清明で、血圧は100/60mmHg、脈拍数60/分です」

●**心電図所見、病名**　数秒間、P波もQRS波も見られなかったことを伝えましょう。

「心電図で数秒間、P波もQRS波も見られない状態がありました」
「いまは正常に戻っています。洞不全症候群だと思います」

●**要望**　病室に来てほしいことを伝えましょう。

「診察していただけませんか」

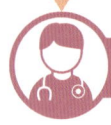

5. 医師による治療

治療はライン確保をし、薬剤投与を行うことがあります。状態によってはペーシングを行うことがあります。

> 脈が遅く、状態が悪ければペーシングを行うことがあります。医師が来るまでに準備しておくとよいでしょう。症状がなければ、急いで準備する必要はありません。

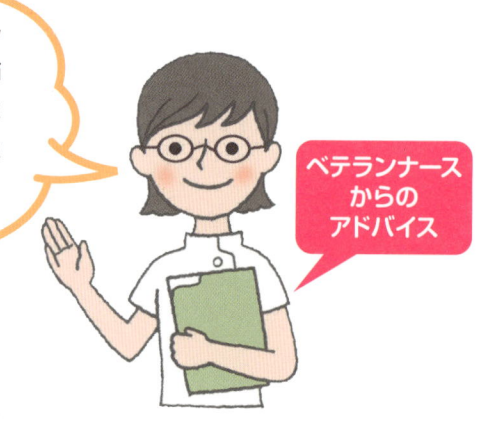

ベテランナースからのアドバイス

洞不全症候群の症例と対処のポイント

●症例
80歳女性。一瞬目の前が真っ暗になり、気が遠くなったとのことで急患室を受診した。
来院時、意識は清明で心電図異常はなかった。
モニター心電図を付け、経過観察目的で入院となった。
しばらくするとナースステーションのモニターが次のようになった。

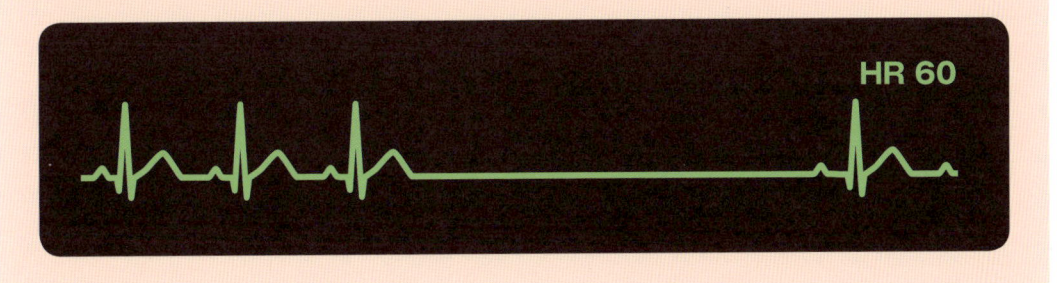

HR 60

●ナースステーションにて
　パッと見、心停止を来す病気ではないことがわかります。少し落ち着いて考えましょう。波形を見ると、P波もQRS波も見られない部分が存在し、洞不全症候群とわかります。仮に病名がわからなくても、異常であるのは気付くでしょう。すぐに病室に行き状態を確認する必要があります。

病室に駆けつけると、意識は清明であるが、一瞬気が遠くなったとのこと。
血圧100/60mmHg、脈拍数60/分。

●病室にて
　現在は意識清明ですが、一瞬気が遠くなったとのことなので、治療が必要です。ドクターコールをしましょう。

洞不全症候群

心電図ではQRS波が見られない部分がある。第2度房室ブロックだろうか？

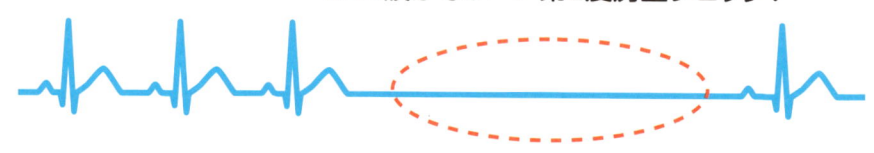

QRS波がない ➡ 第2度房室ブロック？

第2度房室ブロックではなく、洞不全症候群である。第2度房室ブロックには、見られるはずのあるものが見られないのがポイント。

- QRS波だけでなくP波も見られないのが洞不全症候群
  ⇔ 第2度房室ブロックではP波は見られる

以上の点に注目して、洞不全症候群の理解を深めよう。

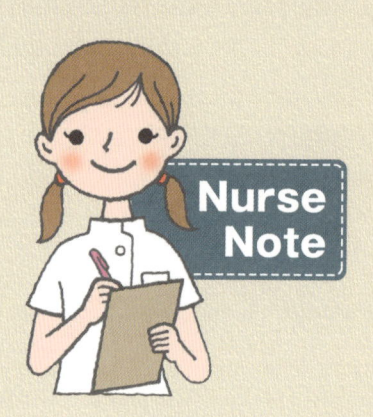

Nurse Note

より詳しく知りたい方へ

洞不全症候群は「洞停止」と「洞房ブロック」に分けられます。詳しく知りたい方は、本文139ページを読んでみましょう。

緊急な心電図④ 心房細動

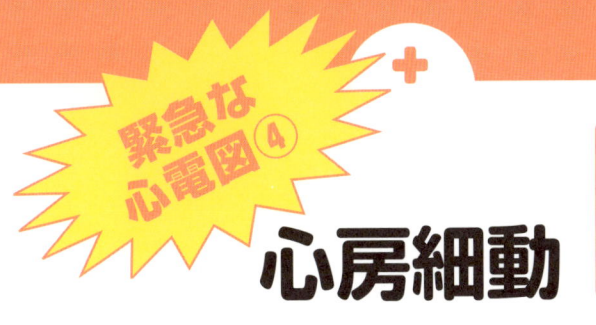

(Af：atrial fibrillation)
（エーエフ　エイトリアル　フィブリレーション）

対処
- ドクターコール（頻拍、徐脈、症状あり）
- 経過観察（以前と変わりなし）

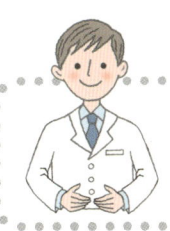

今までは心拍数が遅くなる病気について勉強しましたが、これからは心拍数が速くなる病気をとりあげます。まずは**心房細動**です。

1. 病態と症状

　正常なら、洞結節から命令が出ているのはもう大丈夫ですよね。これをもっと詳しくいうと、洞結節から「ひとつの」命令が出ます。

　心房細動は心房のいたるところで数多くの命令が適当に出ている状態です。その結果、心房は全体としてきちんと収縮せずに、いたるところで細かく震えているだけになります。正座して足がしびれたのと同じです。

　これら多くの命令は、一度房室結節に集まります。しかし、房室結節は処理能力が遅いので、このすべての命令を心室に伝えることができません※。数回に1回の割合で伝えます。

　もともとの命令は不規則に出ているので、心室にも不規則に命令が伝わります。

　その結果、心室の収縮も不規則になり脈拍は不整になります。房室結節の処理能力は人により異なります。その結果、心拍数が速くなることもあれば、正常なことも、遅くなることもあります。

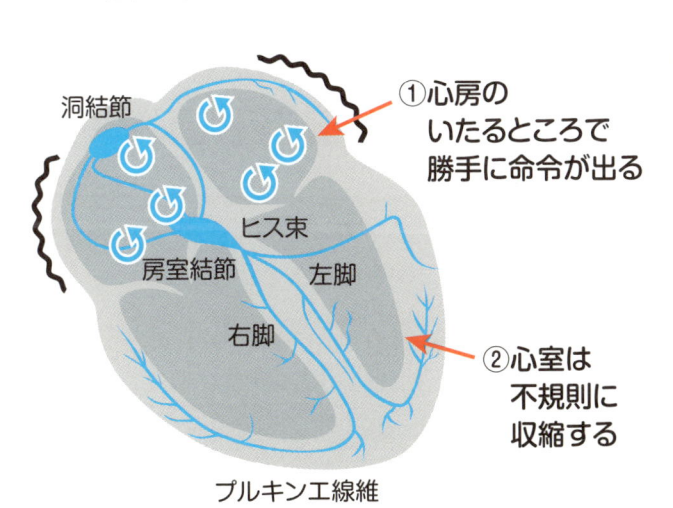

　症状として動悸を訴えることが多いです。心拍数が速い場合、もともと心臓が悪い方や高齢者では心不全になってしまうことがあります。

※正確にいうと、房室結節はあえて処理能力を遅くしています。なぜなら、一度にたくさんの命令が心室に伝わると、心室頻拍になってしまうからです。

洞結節
①心房のいたるところで勝手に命令が出る
ヒス束
房室結節
左脚
右脚
②心室は不規則に収縮する
プルキンエ線維

2. 心電図の波形

RR間隔がバラバラ

　心室が不規則に収縮するので、QRS波も不規則に出現します。その結果、QRS波とQRS波との間隔（RR間隔）は一定ではなく、バラバラになります。

　また、心房はいたるところで細かく震えているだけで、全体としてきちんと収縮していません。ですので、P波は見られません。しかし、P波があるかないかはモニター画面ではわかりにくいので、RR間隔がバラバラかどうかで判断しましょう。
　命令は心房（上室）由来なのでQRS幅は狭く（narrow）なります。
※ピンクの丸はP波ではなくT波です。

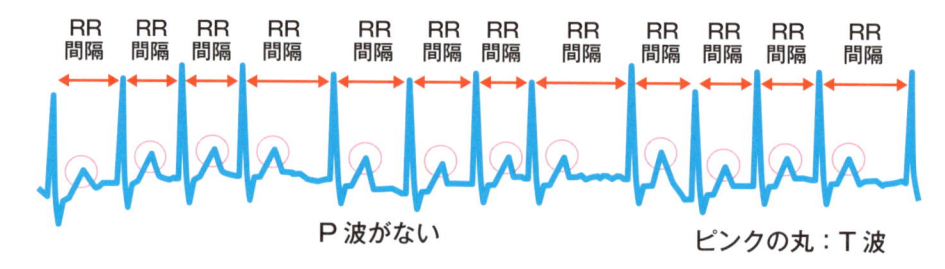

RR間隔　RR間隔　RR間隔　RR間隔　RR間隔　RR間隔　RR間隔　RR間隔　RR間隔　RR間隔　RR間隔　RR間隔

P波がない　　　　　ピンクの丸：T波

RR間隔がバラバラ（これが重要）

3. 対処法

　対処は、既往（以前から心房細動があったのか）、症状、心拍数によって異なります。

●**以前から心房細動がある場合**
　以前から心房細動があり、治療を受けている方は変化がなければ経過観察です。

●**頻拍、徐脈もしくは症状がある場合**
　頻拍（100/分以上）や徐脈（50/分未満）のとき、もしくは、症状がある場合はドクターコールしましょう。

●**心拍数が正常で症状がない場合**
　心拍数が正常でかつ症状がない場合は、時間帯にもよりますが、できるだけ速やかに報告するのがよいです。

4. ドクターコール

それぞれの場合でドクターコールの内容も異なります。

■頻脈、徐脈もしくは症状がある場合
●**状態**　症状があること、心拍数が異常であることを伝えましょう。

「○○さんですが、動悸を訴えています」
「血圧は110/65mmHg、心拍数140/分で不整です」

●**心電図所見、病名**　RR間隔がバラバラなのがポイントです。

「心電図は心拍数140/分でRR間隔はバラバラです」
「心房細動だと思います」

●**要望**　病室に来てほしいことを伝えましょう。

「診察していただけませんか？」

■心拍数が正常で症状がない場合
●**状態**　心拍数や症状がないことを伝えましょう。

「○○さんですが、モニター心電図で心電図異常が見られます」
「意識は清明で、血圧は120/70mmHg、脈拍数は80/分で不整です」
「現在、症状はありません」

●**心電図所見、病名**　RR間隔がバラバラなのがポイントです。

「心電図は心拍数80/分で、RR間隔はバラバラです」
「心房細動だと思います」

●**要望**　緊急性はありませんが、今後の対応について確認しましょう。

「いままでに心房細動を指摘されたことはないとのことです」
「どう対処すれば良いですか」

5. 医師による治療

治療もそれぞれの場合で異なります。

●頻脈、徐脈もしくは症状がある場合

頻脈なら薬剤投与を行います。状況によって電気ショックを行うこともあります。徐脈で症状があればペーシングを行います。心拍数が正常でも症状があれば薬剤投与による治療を行うことがあります。

●心拍数が正常で症状がない場合

経過観察するか場合によっては薬剤による治療を行います。

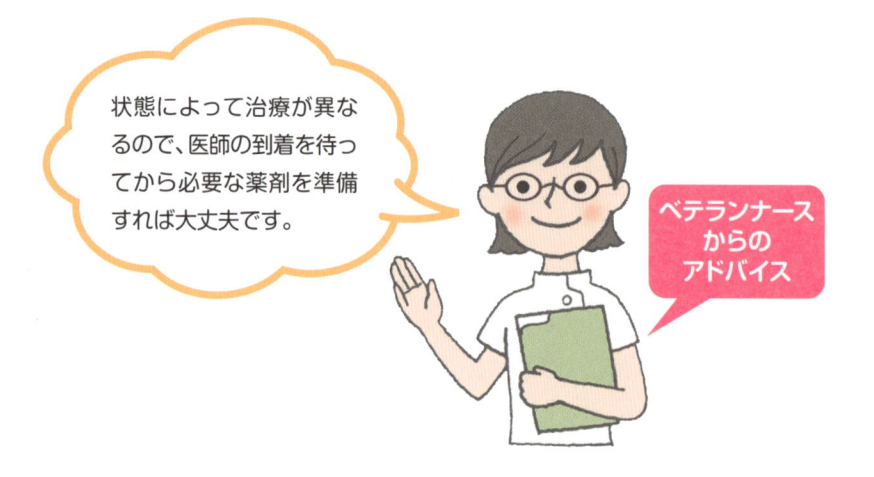

> 状態によって治療が異なるので、医師の到着を待ってから必要な薬剤を準備すれば大丈夫です。

ベテランナースからのアドバイス

心房細動の症例と対処のポイント

●症例

70歳女性。糖尿病の教育目的で入院中。たまに動悸がするとのことで、モニター心電図が取り付けられている。ナースステーションのモニターが次のようになった。

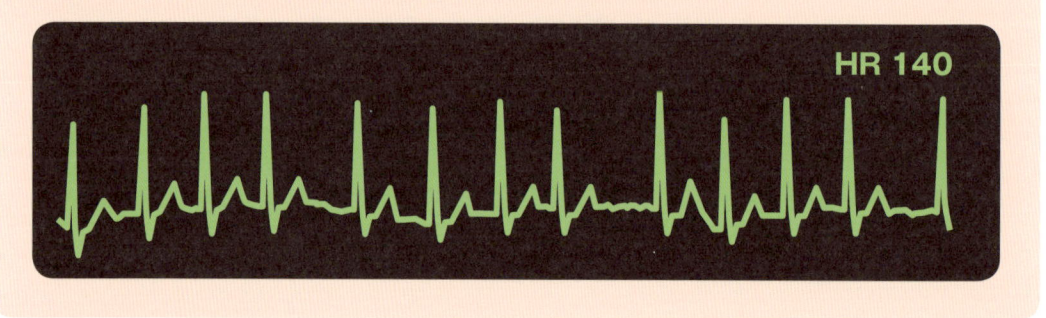

HR 140

●ナースステーションにて

パッと見、心停止を来す病気ではないことがわかります。少し落ち着いて考えてみましょう。波形はQRS波のテンポが一定ではない（RR間隔がバラバラ）ので心房細動とわかります。

仮にわからなくても、心拍数が140/分と頻拍なのですぐに病室へ行き状態を確認する必要があります。

病室に駆けつけると、意識は清明で血圧120/70mmHg、脈拍数140/分であり、動悸を訴えている。

● **病室にて**
症状を訴えていますので治療が必要です。ドクターコールをしましょう。

心房細動

今回の心電図を見てみる。

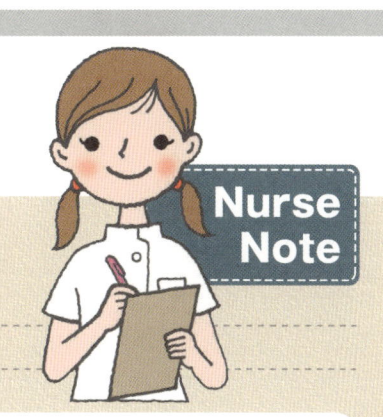

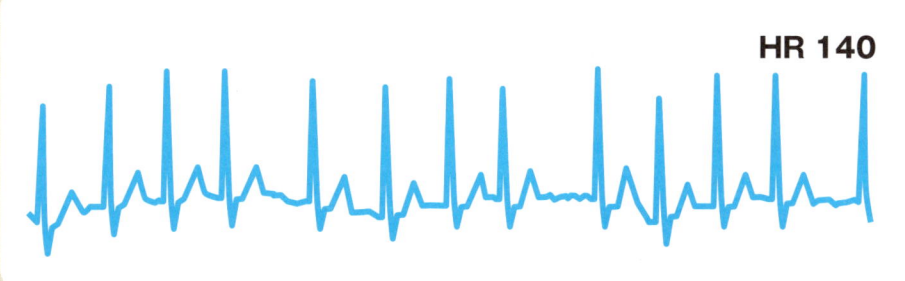

HR 140

心拍数が140/分となっているので頻拍
P波がない

などは目につきやすいポイント。もっと特徴的な所見がありそうだ。それがこの心電図の本質かもしれない。

いったいその特徴とは何か？

・RR間隔がバラバラであるのが最大の特徴

この点に注目し、心房細動についての理解を深めよう。

緊急な心電図⑤ 心房粗動

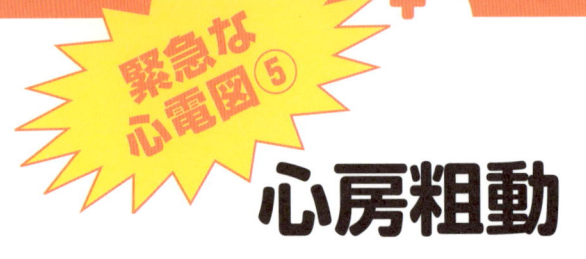

（AFL：atrial flutter）

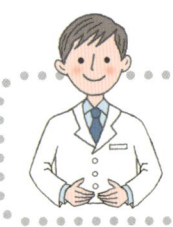

対処
・ドクターコール

心房細動と似ているのですが、どこが違うのかに注目して勉強していきましょう。

1. 病態と症状

正常なら洞結節から出た命令は心房、房室結節……と伝わり消えます。

しかし、心房粗動では命令が心房内でクルクル回り、消えずに存在します。その結果、心房と房室結節に1分間に300回のテンポで何度も何度も命令が伝わります。

命令を受けた心房は1分間に300回の早さで収縮します。

房室結節にも1分間に300個の命令が伝わります。しかし、房室結節は処理能力が遅いので、300個の命令すべてが心室に伝わるわけではありません。基本的に数回に1回の割合で伝わります。伝わる割合は状態によって変化します。

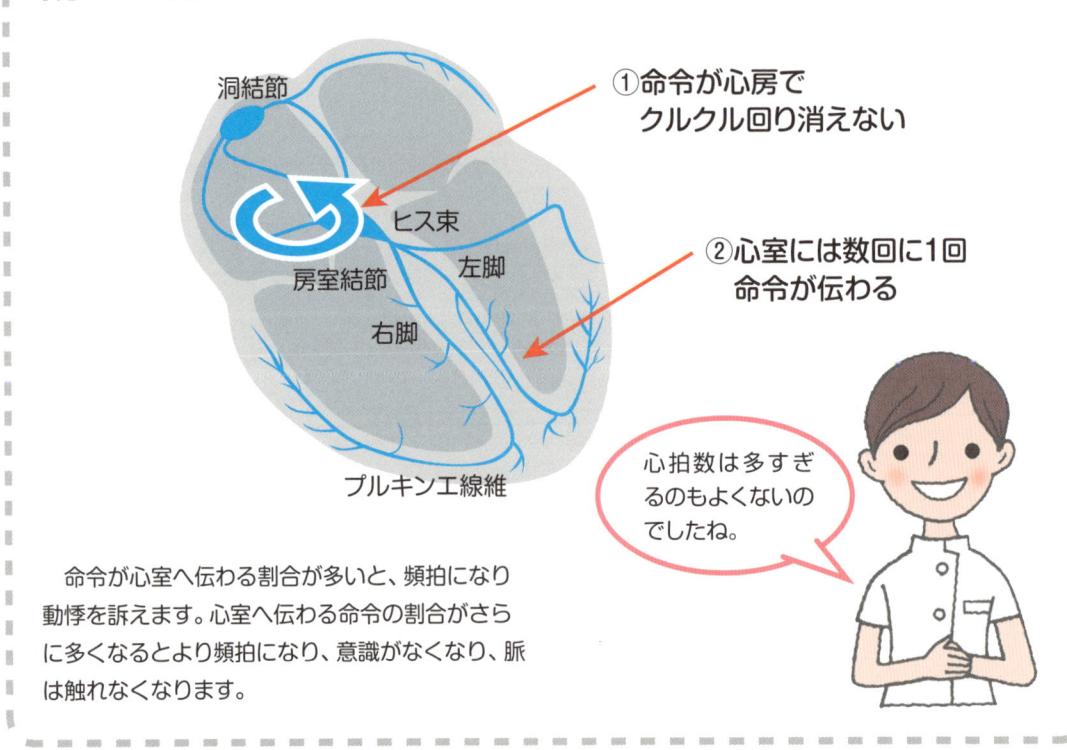

①命令が心房でクルクル回り消えない

②心室には数回に1回命令が伝わる

洞結節／ヒス束／房室結節／左脚／右脚／プルキンエ線維

心拍数は多すぎるのもよくないのでしたね。

命令が心室へ伝わる割合が多いと、頻拍になり動悸を訴えます。心室へ伝わる命令の割合がさらに多くなるとより頻拍になり、意識がなくなり、脈は触れなくなります。

2. 心電図の波形

●P波の代わりにF波

　心房は1分間に300回と、ものすごい速さで収縮しているので、正常なP波とは違い、F（ラージエフ）波といって尖（とが）った波形になります。

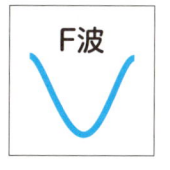

F波

●命令が心室へ伝わる割合

　QRS波は命令が心室へ伝わる割合によって、出現の仕方が異なります。2回に1度心室に命令が伝わった場合「F波⇒QRS波⇒F波⇒QRS波⇒F波⇒QRS波⇒……」となります。

幅の狭いQRS波

F波　F波　F波　F波　F波

この辺りにもF波があるのですが、QRS波と重なりよくわからなくなっています。

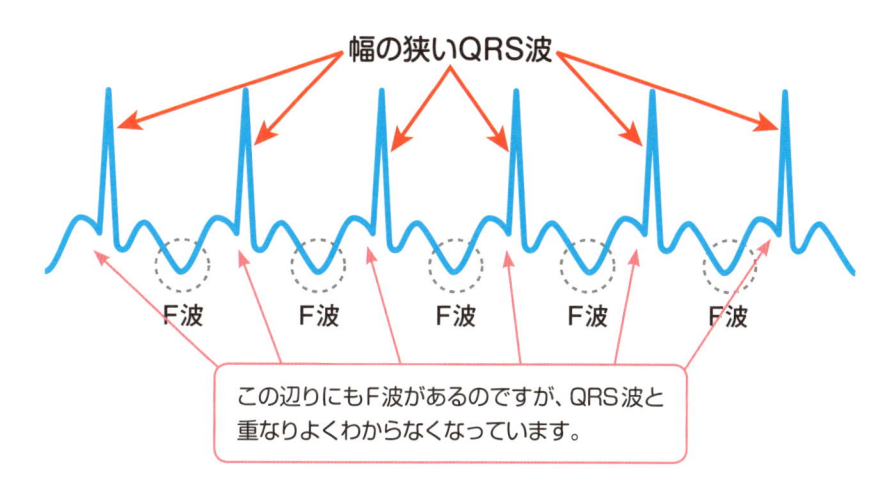

　4回に1度心室に命令が伝わった場合「F波⇒F波⇒F波⇒QRS波⇒F波⇒F波⇒F波⇒QRS波⇒……」となります。

幅の狭いQRS波

F波　F波　F波　　F波　F波　F波　　F波　F波　F波　　F波

この辺りにもF波があるのですが、QRS波と重なりよくわからなくなっています。

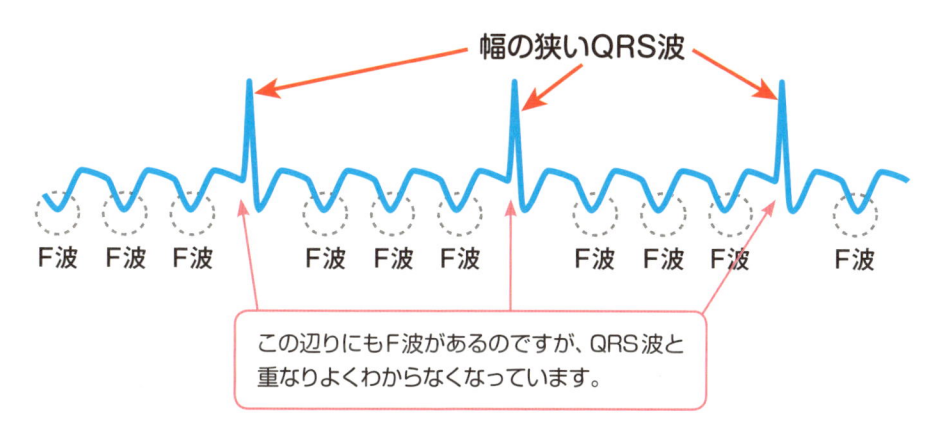

●RR間隔は一定

　命令は、一定の速さで規則的に回っているので、心房も心室も規則的に収縮しています。したがって、F波とF波との間隔、RR間隔は一定となります。RR間隔が一定というのが心房細動との大きな違いです。
　命令は心房（上室）由来なのでQRS幅は狭く（narrow）なります。

3. 対処法

　心室に命令が伝わる回数は、状況によって変化します。心拍数75/分だったのが、何かのきっかけで300/分になったりします。
　心拍数75/分だからといって放っておいてよいわけではありません。症状があるときは当然ですが、症状がなくてもドクターコールをして指示を仰ぎましょう。

4. ドクターコール

●**状態**　脈拍は整であることをきちんと伝えましょう

「○○さんが動悸を訴えています」
「意識は清明で血圧は110/65mmHg、脈拍数150/分、整です」

●**心電図所見、病名**　F波が見られること、RR間隔は一定であることを伝えましょう。

「心電図は心拍数150/分で、小さく尖った波形、おそらくF波が見られます」
「QRS幅は狭く、RR間隔は一定です」
「心房粗動だと思います」

●**要望**　病室に来てほしいことを伝えましょう。

「診察していただけませんか」

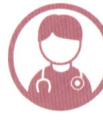

5. 医師による治療

　治療は状態に応じて薬剤投与、電気ショック、ペーシングを行います。

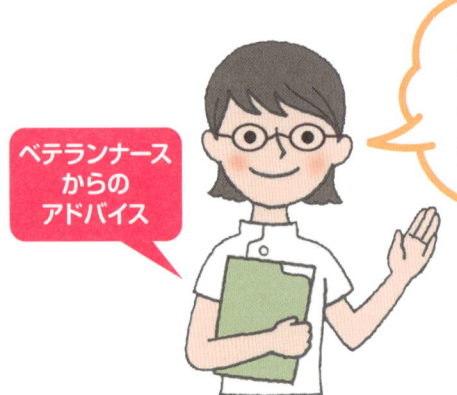

> ベテランナースからのアドバイス
>
> 状態によって治療が異なるので、医師が到着してから必要な薬剤を準備すれば大丈夫です。

心房粗動の症例と対処のポイント

●**症例**
　65歳女性。肺炎のため入院中。肺炎は改善傾向ですが、たまに動悸がするとのことで、モニター心電図が付けられている。
　ナースステーションのモニターが次のようになった。

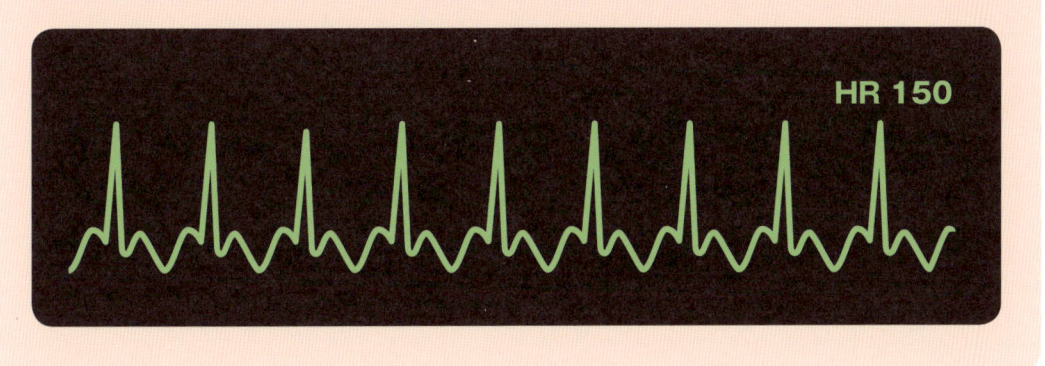

●**ナースステーションにて**
　パッと見、心停止を来す病気ではないことがわかります。少し落ち着いて考えてみましょう。波形はF波が見られるので、心房粗動とわかります。仮にわからなくても、心拍数が150/分と頻拍なので、すぐに病室へ行き状態を確認する必要があります。

病室に駆けつけると、意識は清明で血圧100/50mmHg、脈拍数150/分であり、動悸を訴えている。

●**病室にて**
　症状を訴えていますので治療が必要です。ドクターコールをしましょう。

心房粗動

心拍数が150/分と頻拍であるが、頻拍以外にも異常がある。

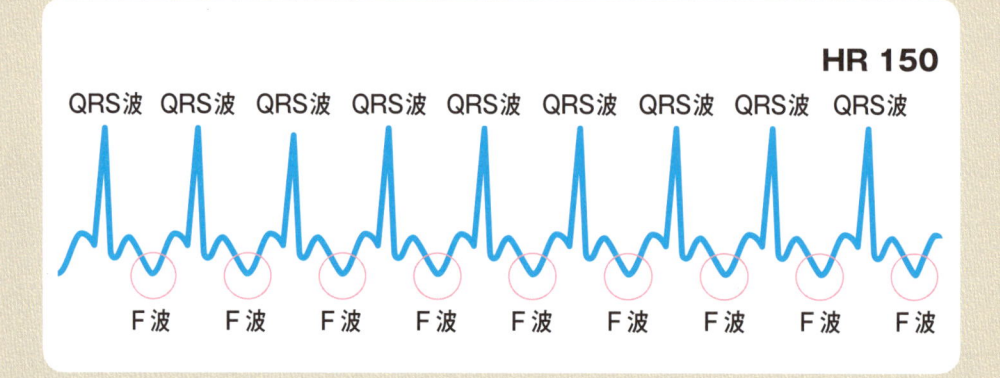

```
                                                              HR 150
QRS波 QRS波 QRS波 QRS波 QRS波 QRS波 QRS波 QRS波 QRS波

 F波  F波  F波  F波  F波  F波  F波  F波  F波
```

ピンクの部分が尖っているのが異常。
尖った部分はF波であり、この心電図は心房粗動とわかる。

- 尖った部分がF波
- F波はP波の一種
- 心房粗動はRR間隔が一定⇔心房細動はRR間隔がバラバラ

以上の点に注目し、心房粗動についてより理解を深めよう。

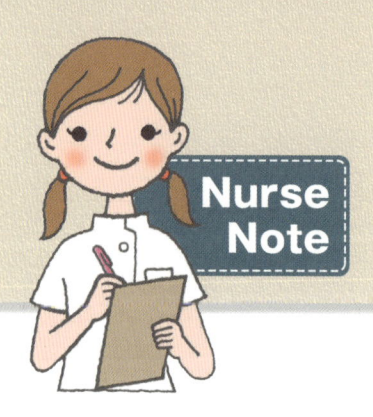

Nurse Note

緊急な心電図⑥ 発作性上室頻拍

対処
・息こらえ
・ドクターコール

(PSVT：paroxysmal supraventricular tachycardia)
　　ピーエスブイティー　パロキズマル　スープラベントリキュラ　タキカルディア

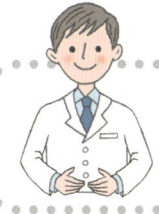

発作性上室頻拍も頻拍を呈する病気ですが、心房細動や心房粗動と似ています。違いに注目しましょう。

♥ 1. 病態と症状

　正常な状態では、心室までたどり着いた命令はそこで終わりです。しかし、発作性上室頻拍では、心室にたどり着いた命令が正常とは異なる経路を伝わり、心房に戻ってしまいます。
　その結果、命令が、心房⇒心室⇒心房⇒心室とクルクル回り消えずに存在します（途中の経路は省略しました）。

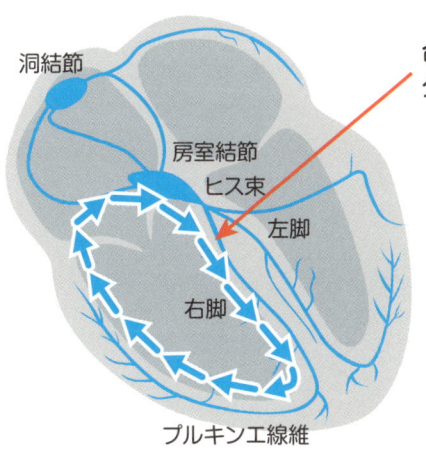

命令が心房と心室をクルクル回り消えない

洞結節
房室結節
ヒス束
左脚
右脚
プルキンエ線維

　そして心房と心室に多くの命令が伝わり、心房と心室がいつもより早く収縮します。早いときには1分間に200回になることもあります。
　心拍数は多いのですが、心室頻拍のように重篤になることは少なく、動悸を訴えることが多いです。命令は一定時間経過すると自然に消失します。そのため発作性という名前が付いています。

2. 心電図の波形

●RR間隔は一定でF波なし

　心房と心室が早く収縮するので、ふつうに考えるとP波とQRS波が多く見られそうです。しかし、収縮の回数が早いとP波とQRS波の間隔が近くなるため、P波がQRS波に重なり、P波がどこにあるかわからなくなることがあります。

　命令は一定の速さで回っているので、心室は規則的に収縮します。したがって、RR間隔は一定となります。

　命令は心房（上室）由来なので、QRS幅は狭く（narrow）なります。心房粗動と異なり、F波はありません。

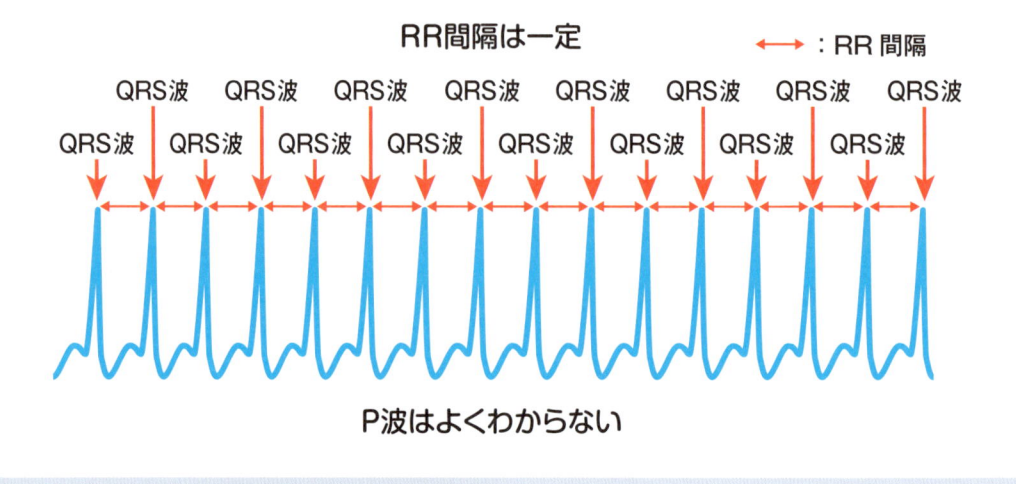

RR間隔は一定　　　　←→：RR間隔
QRS波（×16）
P波はよくわからない

3. 対処法

　まずは**息こらえ**をしてもらいましょう。息こらえとは口を閉じて、息を吐くように力を入れてもらうことです（もちろん、鼻からも吐かないようにしてもらいます）。簡単に言うとイキんでもらうことです。これで症状が落ち着くことがあります。症状が落ち着かない場合や症状が強い場合は**ドクターコール**しましょう。

4. ドクターコール

●**状況**　脈拍は整であることをきちんと伝えましょう。

「○○さんが、動悸を訴えています」
「意識は清明で、血圧120/70mmHg、脈拍数150/分、整です」

●**心電図所見、病名**　RR間隔は一定でF波がないことを伝えましょう。

「心電図は心拍数150/分で、QRS幅は狭く、RR間隔は一定です」
「F波は見られません。発作性上室頻拍だと思います。」

●要望　病室に来てほしいことを伝えましょう。

「息こらえをしてもらったんですが、症状が治まりません」
「診察していただけませんか」

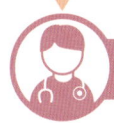

5. 医師による治療

息こらえでも症状が治まらない場合は、ライン確保をして薬剤投与を行います。
場合によっては、電気ショックやペーシングを行うこともあります。

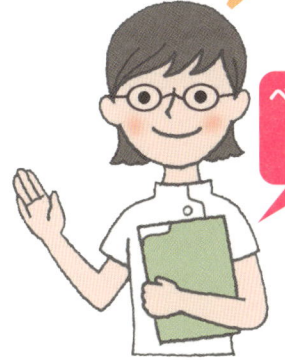

> 医師が到着してから薬剤などを準備すれば大丈夫です。

ベテランナースからのアドバイス

発作性上室頻拍の症例と対処のポイント

●症例
25歳女性。急性虫垂炎で手術を受け経過は良好。術後であるためモニター心電図が付けられている。ナースステーションのモニターが次のようになった。

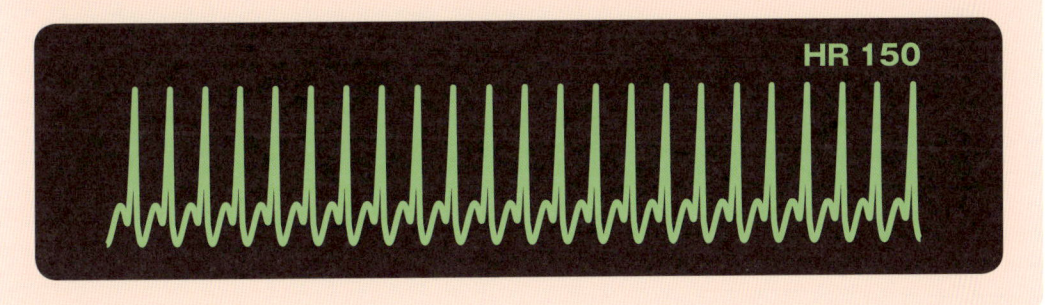

HR 150

●ナースステーションにて
パッと見、心停止を来す病気ではないことがわかります。少し落ち着いて考えてみましょう。波形は幅の狭いQRS波が規則的にたくさん見られるので、発作性上室頻拍とわかります。仮にわからなくても、心拍数が150/分と頻拍なので、すぐに病室へ行き状態を確認する必要があります。

> 病室へ駆けつけると、意識は清明で血圧120/70mmHg、脈拍数150/分、整。動悸を訴えている。

●病室にて
症状を訴えていますので治療が必要です。息こらえを試すか、ドクターコールをします。

Nurse Note

発作性上室頻拍

- RR間隔は一定
- F波なし

他に頻拍になる病気に心房細動と心房粗動がある。

- 発作性上室性頻拍はRR間隔が一定⇔心房細動はRR間隔がバラバラ
- 発作性上室性頻拍はF波がない⇔心房粗動にはF波がある

ちょっと休憩

心房細動、心房粗動、発作性上室頻拍の見分け方

●RR間隔とF波に着目

心房細動、心房粗動、発作性上室頻拍と似ている心電図の違いはわかりましたか？ なかなか難しいところなので、見分け方に注目し、再度説明します。

まずは、RR間隔に注目しましょう。RR間隔がバラバラなら心房細動で決まりです。

RR間隔が一定なら、心房粗動か発作性上室頻拍です。これらの見分け方はF波の有無です。

F波があれば心房粗動、F波がなければ発作性上室頻拍です。

どうですか、意外と簡単でしょ。これを頭に入れて、それぞれのページをもう一度読んでみるとすんなり理解できると思います。

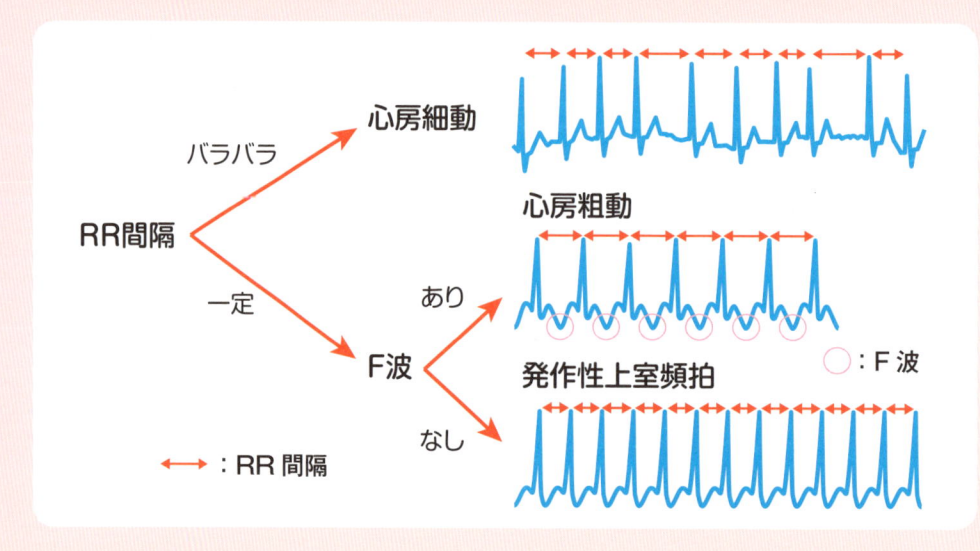

```
                    心房細動
          バラバラ ↗
RR間隔 ─┤
          一定    ↘       あり ↗ 心房粗動
                    F波 ─┤
                           なし ↘ 発作性上室頻拍
```

↔ : RR間隔
○ : F波

ちょっと休憩 頻拍にもペーシング？

●クルクル回る命令をなくす

心房粗動や発作性上室頻拍の治療で、ペーシングを行うことがあると説明しました。これを読んで、

「なぜ頻拍でペーシングを使用するの？」

と気になりませんでしたか？
気になった方は鋭いです。ペーシングは、基本的に徐脈のときに命令を補うのが目的ですからね。

しかし、ペーシングはクルクル回っている命令をなくす作用もあるのです。心房粗動や発作性上室頻拍は、命令がクルクル回っているのが原因でした。これをなくすためにペーシングを行うのです。より正確にいうと、ペーシングできちんとした命令を伝えることで、クルクル回る病的な命令が起こらないようにします。

心電図の勉強は「心電図」だけでなく、「治療（対処）」も知ると、より深くかつ、わかりやすくなります。今後も心電図と治療（対処）をセットで学んでいきましょう。

①ペーシングで正常な命令を送る
②病的な命令が消える
[心房粗動]

①ペーシングで正常な命令を送る
②病的な命令が消える
[発作性上室頻拍]

緊急な心電図のまとめ

第3度房室ブロック

＜波形の特徴＞

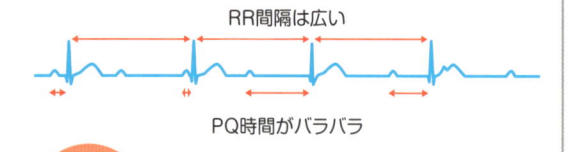

RR間隔は広い

PQ時間がバラバラ

対処法
・ドクターコール

第2度房室ブロック

＜波形の特徴＞

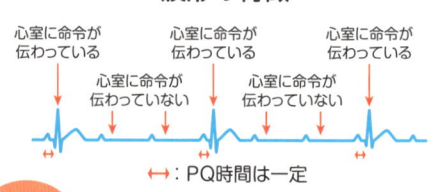

心室に命令が伝わっている / 心室に命令が伝わっていない

↔：PQ時間は一定

対処法
・ドクターコール

洞不全症候群

＜波形の特徴＞

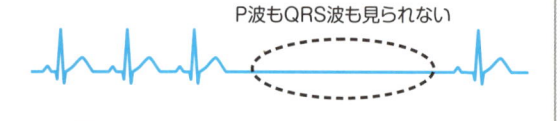

P波もQRS波も見られない

対処法
・ドクターコール

心房細動

＜波形の特徴＞

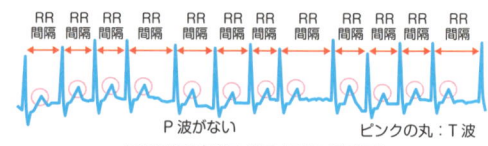

RR間隔

P波がない　　ピンクの丸：T波
RR間隔がバラバラ（これが重要）

対処法
・頻拍・徐脈、症状があるときはドクターコール

心房粗動

＜波形の特徴＞

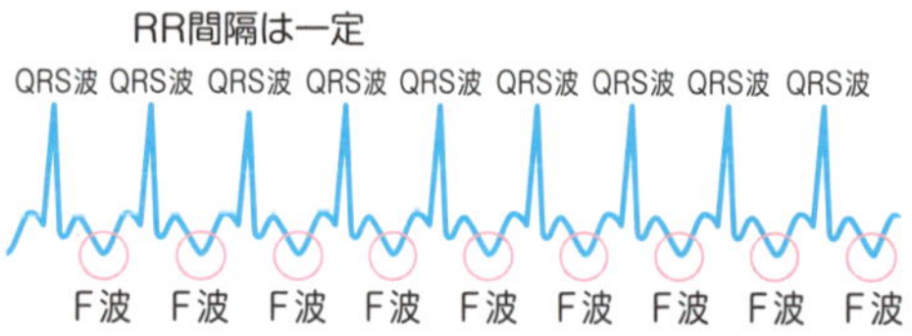

RR間隔は一定
QRS波
F波

対処法
・ドクターコール

発作性上室頻拍

＜波形の特徴＞

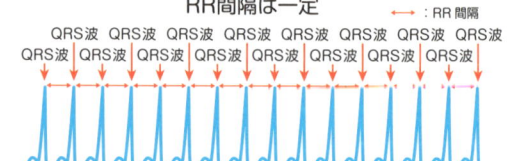

RR間隔は一定　　↔：RR間隔
QRS波

P波はよくわからない

対処法
・息こらえ
・改善しない場合、ドクターコール

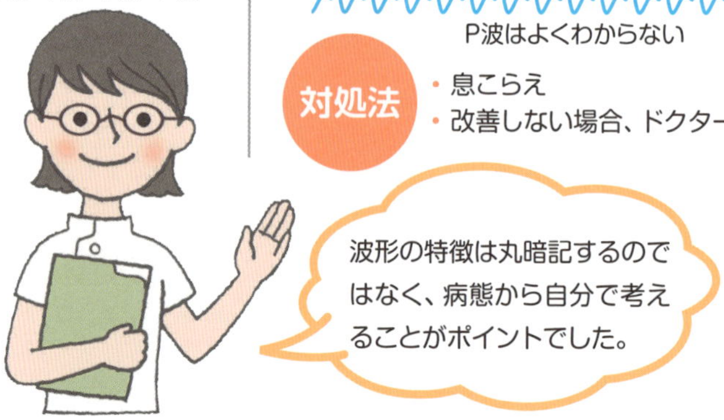

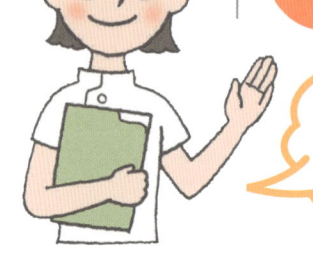

波形の特徴は丸暗記するのではなく、病態から自分で考えることがポイントでした。

chapter 4

ケース・バイ・ケースな心電図

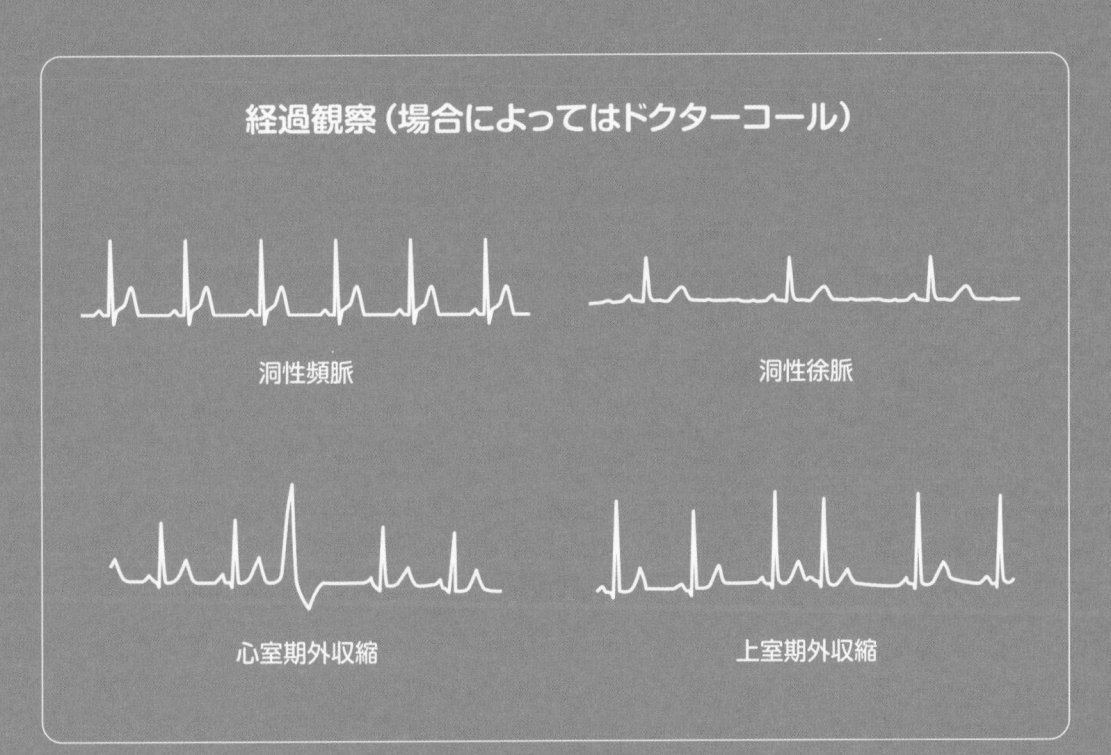

経過観察（場合によってはドクターコール）

洞性頻脈

洞性徐脈

心室期外収縮

上室期外収縮

ケース・バイ・ケースな4つの心電図を勉強していきます。
基本的に経過観察なのですが、ドクターコールが必要な場合もありますので、覚えておいたほうがよいでしょう。

ケース・バイ・ケースな心電図①
洞性頻脈
(sinus tachycardia)
サイナス　タキカルディア

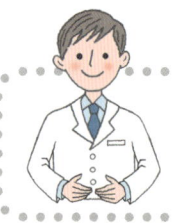

洞性頻脈について説明します。頻脈ではあるのですが、「波形に異常はない」というのがポイントです。

♥ 1.病態と症状

　正常では洞結節から1分間に50〜100回のペースで命令が出ています。この命令が100回以上になったものを**洞性頻脈**といいます。

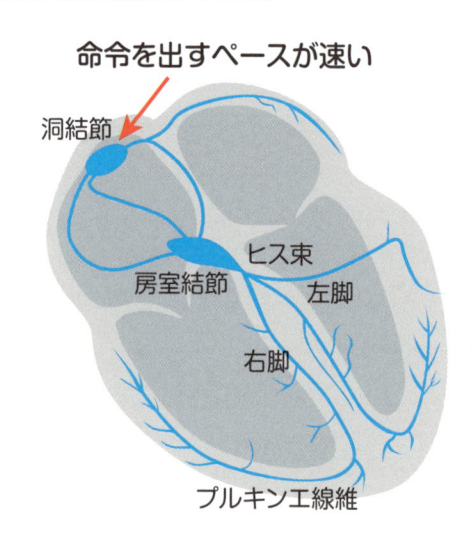

命令を出すペースが速い

洞結節
房室結節
ヒス束
左脚
右脚
プルキンエ線維

　「なぜ100回以上も命令を出すのか」が、洞性頻脈を考えるうえで大事なポイントになります。

　頻脈になるということは、全身にたくさん血液を送らなければいけない状態にあるということです。例えば、走ったあとの状態を考えてください。体が多くの酸素を必要としているので、多くの血液が必要です。そのため脈は速くなります。それが洞性頻脈です。

　このように、洞性頻脈自体は病気ではなく、何かの原因があって、それに対処するための反応です。洞性頻脈を見たら、原因が何かを調べることが大切です。

通常、走ったことが原因で洞性頻脈になった方は病院に来ませんので、ほかの原因が重要です。
洞性頻脈の原因には、

- ・発熱
- ・SpO₂の低下
- ・COPD
- ・心不全
- ・循環血液量の低下（脱水、出血）
- ・甲状腺機能亢進症
- ・褐色細胞腫
- ・不安

などがあります。
　症状はないこともあれば、動悸を感じることもあります。

2. 心電図の波形

●波形は正常

前述したように、心拍数は100/分以上になりますが、波形自体に異常はありません。
つまり、P波もQRS波も正常です。洞性頻脈はあくまで正常な反応なので心拍数は多くても150/分です。

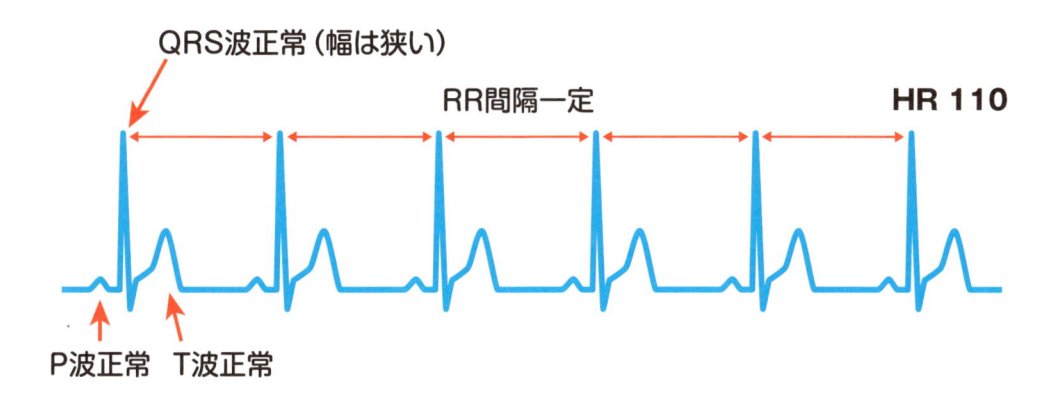

QRS波正常（幅は狭い）
RR間隔一定
HR 110
P波正常　T波正常

「この波形が本当に正常なのか」という細かいことは気にしない方がいいです。

・PQ間隔が3～5mmだから正常
・QRS幅は……
・QT時間は……

など、すべての基準が正常か調べていただいても構いません。しかし、あまり細かいことを気にすると勉強するのが進みません。途中で嫌になり、挫折する人もいるかもしれません。
まずは大事な14個の心電図を覚えることを優先しましょう。この心電図が正常であるのは、とりあえず正常心電図（本文23ページ）とほぼ同じという理由でOKです。

column

sinus（サイナス）って？

心電図の名前には、当然ながら英語の名前もあります。英語の名前は普段使われやすいものと普段あまり使われないものがあり、すべては覚えてなくてよいですが、その中でsinusという単語はよく使われますので覚えておくとよいです。

sinusとは日本語で洞という意味で、心電図の世界では洞結節のことです。よって、sinusとは洞結節から命令が出て、刺激伝導系を通り、心筋まで命令が伝わっていることを意味します。心電図では他にも覚えておいた方がよい英語がありますが、まずはこのsinusを覚えてみましょう。

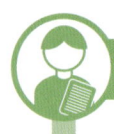

3. 対処法

洞性頻脈は先ほど挙げたような原因があります。その**原因を突き止め**、対処を行います。
例えば、発熱が原因と考え、異常がなければ、経過観察かクーリングをして様子を見ましょう。
呼吸苦や胸痛があったり、重大な原因が判明した場合は、**ドクターコール**してください。原因がよくわからない場合は、ドクターコールをして指示を仰ぐのがよいでしょう。

4. ドクターコール

●**状況**　バイタル、症状を伝えましょう。

「肺炎の○○さんですが、脈拍数110/分です」
「意識は清明で、血圧120/70mmHg、体温39℃です」
「軽度呼吸苦はありますが、SpO_2は96%で胸痛はありません」

●**心電図所見、病名**　正常なP波、RQS波が見られることを伝えましょう。

「心電図は心拍数110/分で、正常なP波、QRS波が見られます」
「波形に異常はなさそうです」
「洞性頻脈だと思います」

●**要望**　今後、どうすべきか指示を仰ぎましょう。

「発熱が原因の洞性頻脈だと思います」
「クーリングで様子をみようと思います」
「ほかに何かすべきことはありますか」

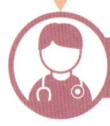

5. 医師による治療

今回は発熱が原因の可能性が高いので、まずはクーリングで様子を見るのがよいでしょう。もし、ほかの原因だった場合は、次ような治療を行います。

- SpO_2の低下　　　　　　　➡　酸素投与
- COPD　　　　　　　　　　➡　(CO_2ナルコーシスの可能性あり慎重に)酸素投与。
- 心不全　　　　　　　　　　➡　酸素投与、薬物治療
- 循環血液量の低下（脱水、出血）➡　輸液、輸血
- 甲状腺機能亢進症　　　　　　➡　薬物治療
- 褐色細胞腫　　　　　　　　　➡　薬物治療
- 不安　　　　　　　　　　　　➡　不安の除去

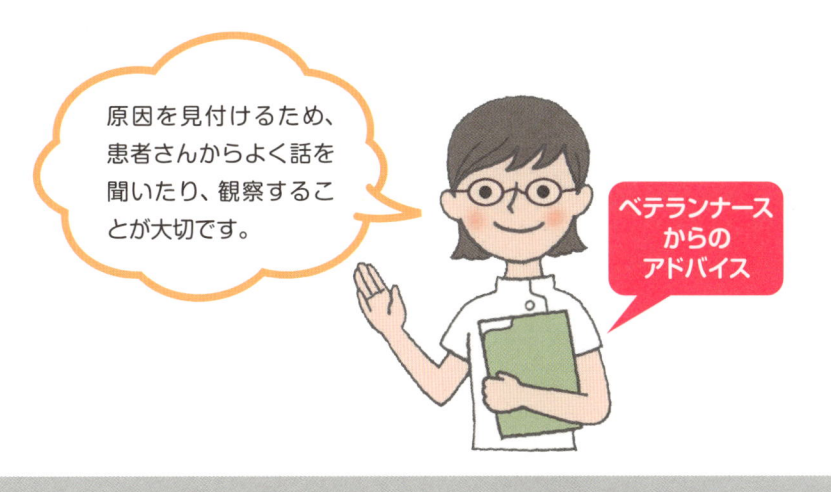

> 原因を見付けるため、患者さんからよく話を聞いたり、観察することが大切です。

ベテランナースからのアドバイス

洞性頻脈の症例と対処のポイント

●症例
85歳男性。肺炎のため入院中。39℃の発熱あり。高齢であるためモニター心電図が付けられている。ナースステーションのモニターが次のようになった。

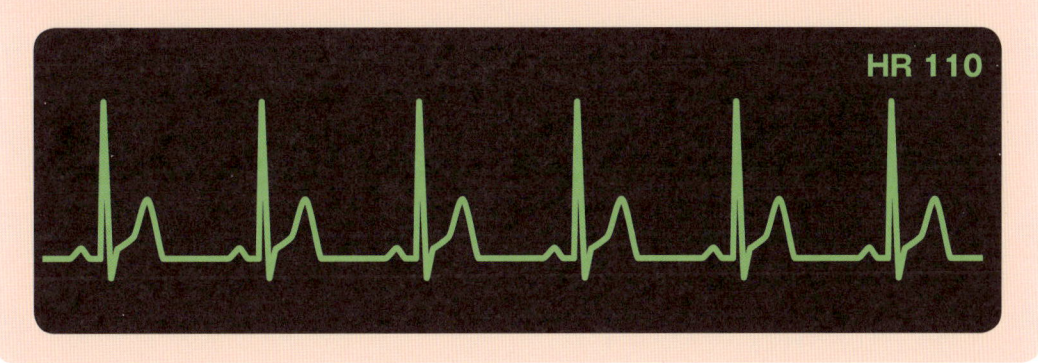

HR 110

●ナースステーションにて
パッと見、心停止を来す病気ではないことがわかります。少し落ち着いて考えてみましょう。波形は正常のように見えます。心拍数は110/分とやや頻拍です。したがって、洞性頻脈とわかります。病室へ行き、原因検索をします。仮に波形がわからなくても、頻拍なので状態を確認する必要があります。

病室に駆けつけると、意識は清明で血圧120/70mmHg、脈拍数120/分、整。SpO_2 96%。特に変わった様子はない。

●病室にて
頻脈を来す原因検索を行います。今回は発熱が原因でしょう。ほかに原因がなければ経過観察となります。クーリングをするのもよいでしょう。

Nurse Note

洞性頻脈

心拍数が110/分で頻拍であるのはわかる。波形はどうか？　正常波形と比べてみよう。

「正常波形と同じに見える。違いがよくわからない」

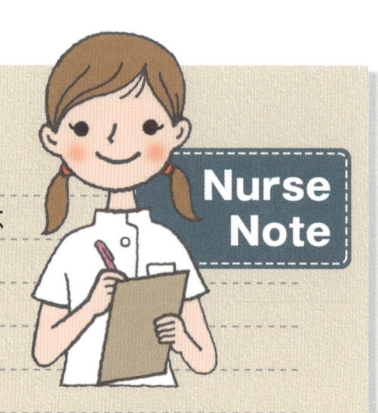

今回の心電図は洞性頻脈であり、波形に異常はない。洞性頻脈は洞結節が多く命令を出す状態。

- 心拍数が100/分以上だけど正常心電図と同じ波形
- 原因を探すことが大事
  （SpO2の低下、COPD、心不全、循環血液量の低下、甲状腺機能亢進症、褐色細胞腫、不安）

以上の点に注目し、洞性頻脈について理解を深めよう。

ちょっと休憩　タキってる？

●タキカルディア

頻拍のことを「タキってる」というのを聞いたことはありませんか？

もしくは、よく理由はわからないけど、頻拍のときに使っている方もいるかもしれません。

「タキ」とはいったい何なのでしょうか？

結論からいうとtachycardia（**タキカルディア**）のことです。頻拍という意味です。これを略して「タキってる」という人がいます。

ちなみに、徐脈は英語でbradycardiaでブラディカルディアと読みます。「ブラディ」と略すことはありますが、「ブラってる」などの表現は聞いたことがありません。

通ぶって「ブラってる」とはいわないよう注意してください。

ケース・バイ・ケースな心電図②
洞性徐脈
(sinus bradycardia)
（サイナス　ブラディカルディア）

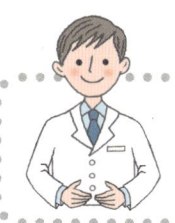

名前からわかるように洞性頻脈の逆です。つまり、脈は遅いのですが、波形は正常な状態です。

1. 病態と症状

正常では、洞結節から1分間に50〜100回のペースで命令が出ているのは、何度も説明しました。これが、50回未満になったものを**洞性徐脈**といいます。

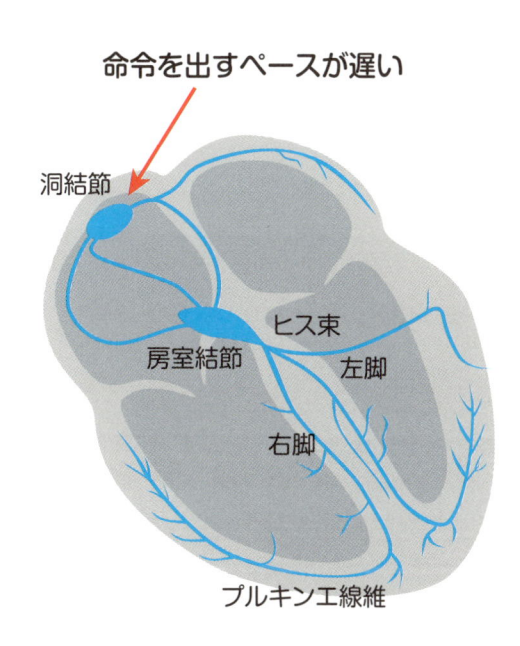

命令を出すペースが遅い

- 洞結節
- 房室結節
- ヒス束
- 左脚
- 右脚
- プルキンエ線維

洞性徐脈は必ずしも異常ではありません。

ふだんから運動をしている方の中には、安静時の心拍数が50/分未満になっている人がいます。いわゆるスポーツ心臓であり、特に治療の必要はありません。

しかし、ふだんあまり運動をしていない高齢者が洞性徐脈になるのは異常です。加齢やその他の病気が原因で、洞結節の働きが悪くなっている可能性があります。徐脈がひどくなれば、めまいを生じたり、失神したりすることもあります。

2. 心電図の波形

●P波もQRS波も正常

心拍数が50/分未満になっていますが、波形に異常ありません。P波もQRS波も正常です。洞性頻脈のところでもいいましたが、「この波形が本当に正常なのか」というのを細かくは気にしない方がいいです。この心電図が正常であるのは、とりあえず、正常心電図（本文23ページ）とほぼ同じという理由でOKです。

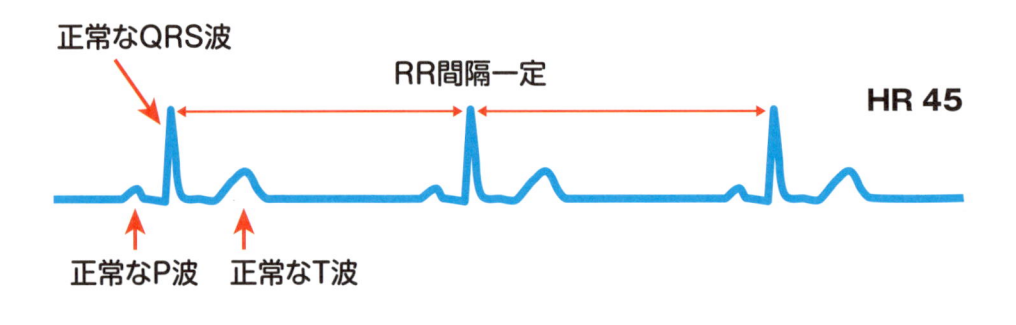

正常なQRS波　　　RR間隔一定　　　HR 45

正常なP波　正常なT波

3. 対処法

めまいや失神などの症状があれば治療が必要ですので**ドクターコール**をしましょう。症状がなければ急いでドクターコールする必要はありません。医師が来たときに報告すればよいでしょう。

4. ドクターコール

●**状態**　症状があることをきちんと伝えましょう。

「○○さんが、めまいを訴えています」
「血圧は90/50mmHgで脈拍数は45/分です」

●**心電図所見、病名**　心拍数は遅いがP波、QRS波は正常であることを伝えましょう。

「心電図は心拍数45/分で正常なP波、QRS波が見られます」
「波形に異常はなさそうです」
「洞性徐脈だと思います」

●**要望**　病室に来てほしいことを伝えましょう。

「診察していただけませんか」

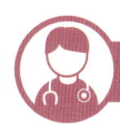

5. 医師による治療

原因があればその治療を行います。例えばβブロッカーというお薬を飲んでいると脈が遅くなります。その場合は、お薬を減量もしくは中止します。

明らかな原因がなく、症状が続いている場合は、薬物治療やペーシングを行うことがあります。

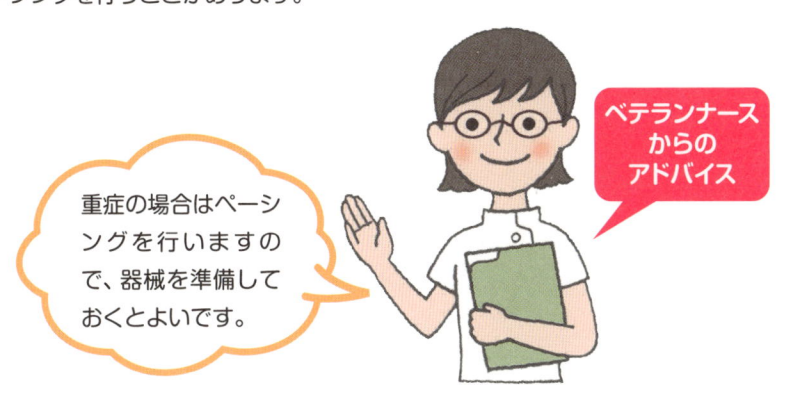

> 重症の場合はペーシングを行いますので、器械を準備しておくとよいです。

ベテランナースからのアドバイス

4 ケース・バイ・ケースな心電図

洞性徐脈の症例と対処のポイント

●症例
70歳女性。大腿骨骨折で入院となった。βブロッカー内服中。ナースステーションのモニターが次のようになった。

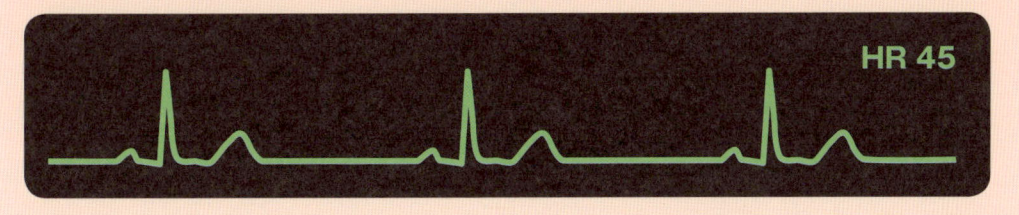

HR 45

● **ナースステーションにて**

　パッと見、心停止を来す病気ではないことがわかります。少し落ち着いて考えてみましょう。波形は正常のように見えます。心拍数は45/分とやや徐脈です。したがって洞性徐脈とわかります。病室へ行き状態を確認します。

　仮に洞性徐脈とわからなくても、徐脈なので病室へ行き、状態を確認する必要があります。

> 病室に駆けつけると、意識は清明で、血圧120/70mmHg、脈拍数45/分。めまいがすると訴えている。

● **病室にて**

症状があるのでドクターコールしましょう。

洞性徐脈

心拍数が45/分と徐脈。波形はどうか？　正常波形と比べてみる。

「正常波形と同じに見える。違いがよくわからない」
⇒洞性徐脈

- 心拍数が50/分以下だけど正常心電図と同じ波形
- 症状がなければ緊急性はない⇔症状があればドクターコール

以上の点に注目し、洞性徐脈をより理解しよう。

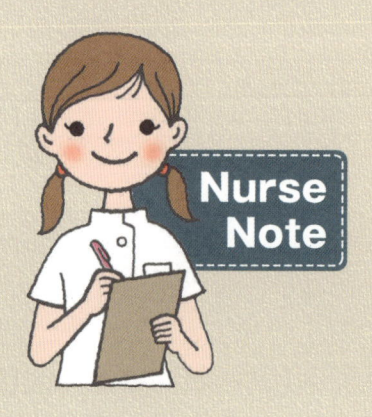

Nurse Note

ちょっと休憩 心拍数と脈拍数との違い

これまでの説明で「心拍数」と「脈拍数」という言葉が出てきましたが何か違うのでしょうか？

心拍数は1分間に心室が収縮した回数です。脈拍数は1分間に血管が拍動した回数です。ここまでは知っている方が多いかと思います。これからが大事です。

脈拍数は橈骨動脈（手首）を触診して確認しますが、心拍数はどのように数えますか？

心室は体の表面から見えないし、触れることもできないので間接的に調べる必要があります。それが心電図です。心電図の中でも心室の収縮を表すQRS波から心拍数を求めます。

心電図の話をしているときは、脈拍数ではなく心拍数という表現をしていますので、確認してください。心電図を見ながら、「脈拍数は60/分です」という表現はされないようにしましょう。

●頻拍と頻脈

心拍数が100/分以上を頻拍、脈拍数が100/分以上を頻脈と表現しますので、気を付けてください。

心電図を見ながら「脈拍数が120/分なので頻脈です」という表現は間違いです。

正しくは「心拍数が120/分なので頻拍です」となります。病名も心室頻拍や発作性上室頻拍のように「拍」となっています。ただし、洞性頻脈のみ「脈」と表現します。この理由はあまり気にしなくてよいです。

●50/分未満はどちらも徐脈

いままでの流れでは、心拍数が50/分未満を徐拍といいそうですが、これは徐脈なんです。脈拍数が50/分未満も**徐脈**です。どちらも徐脈と表現します。この理由もあまり気にしなくてよいでしょう。

---

column 言葉の定義

心電図に限ったことではありませんが、何か勉強するときに言葉の定義をきちんと確認することはとても大切です。今回は心拍数と脈拍数との違いについて勉強しましたが、その他、「Q波」「R波」「S波」「心停止」「心静止」「ブロック」など、きちんと定義を確認することが大切です。

ケース・バイ・ケースな心電図③
心室期外収縮
(PVC：premature ventricular contraction)

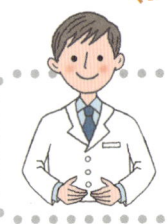

心室期外収縮は、基本的にはそれほど心配のいらない心電図です。ただし、一部注意が必要な場合がありますので、それを押えましょう。

1. 病態と症状

正常なら洞結節から命令が出るのは何度も説明しました。心室期外収縮は洞結節から命令が出るちょっと前に、心室から命令が出てしまう状態です。そのぶん、洞結節からの命令は1回お休みになります。

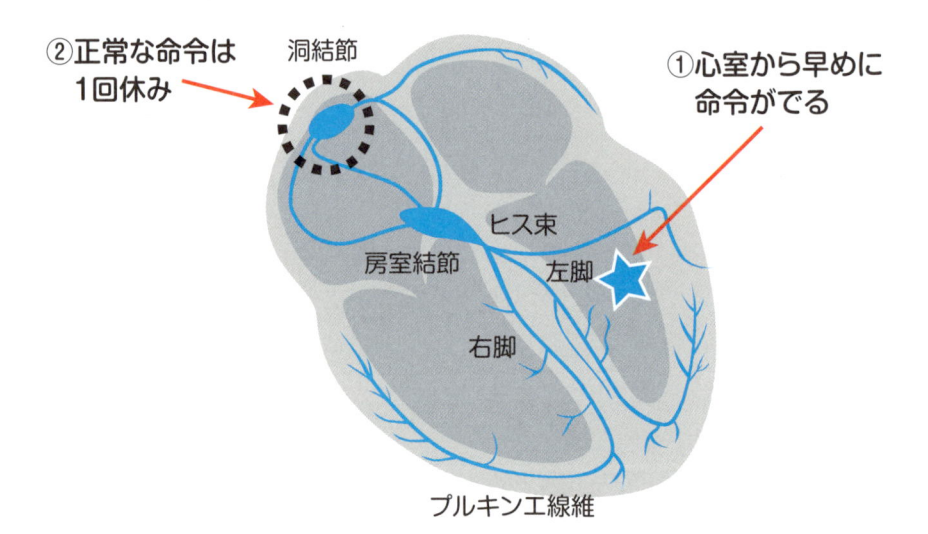

②正常な命令は1回休み　　洞結節
①心室から早めに命令がでる
ヒス束
房室結節
左脚
右脚
プルキンエ線維

心室から命令が出ると聞くと**心室頻拍**を思い出しますね。何が違うのでしょうか？心室期外収縮と心室頻拍との違いは数です。心室頻拍は心室からの命令が連続してず～っと続きますので、数十、数百回となります。

一方、**心室期外収縮**は、心室からの命令が1回です。多くても数回です。

心室頻拍は致死的ですが、心室期外収縮は多くの場合、症状はありません（中には動悸を訴える方もいます）。

ちなみに、**期外**とは予想外という意味です。つまり、予想外のタイミングで命令が出るということです。予想より遅いタイミングで出ることはありませんので、予想外といえば、予想より早いということになります。

2. 心電図の波形

●幅の広いQRS波が早めに見られる

　正常より早いタイミングでQRS波が見られます。心室頻拍もそうですが、命令が心室由来なので、QRS波の幅が広い（wide）のが特徴です。

　QRS波の幅が広いとは小さいマス目3個以上でしたね。なお、洞結節由来の正常な波形は一度お休みになります。

ここに正常波形が出るはずだが
1回お休み。

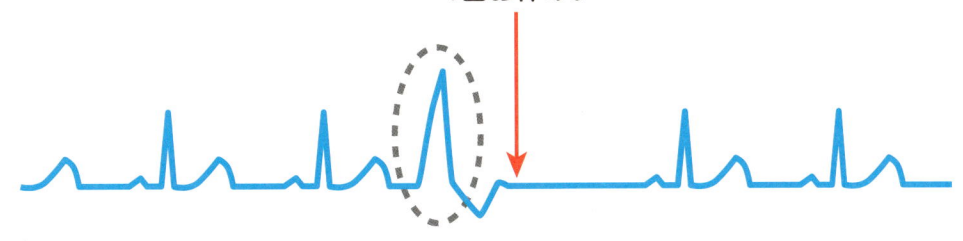

正常（予想）よりも早い位置に幅の広いQRS波が見られる。

3. 対処法

　心室期外収縮は健康な人でも見られる波形なので、**基本的に経過観察**で大丈夫です。
　ただし、以下の場合は、心室頻拍に移行する可能性がありますので、注意が必要です。**ドクターコール**しましょう。

●ドクターコールが必要な波形

　特に、心筋梗塞など心臓が悪い患者さんに多く見られます。

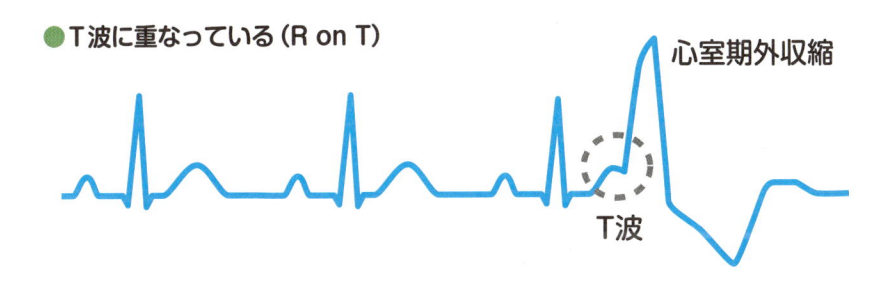

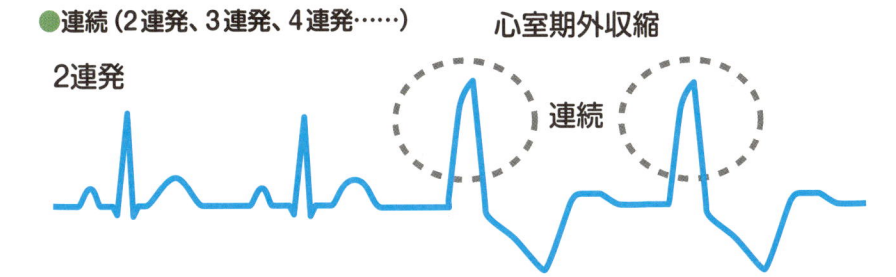

●T波に重なっている（R on T）

心室期外収縮

T波

●連続（2連発、3連発、4連発……）

2連発　　　　　　　　　　心室期外収縮

連続

● 色々な形

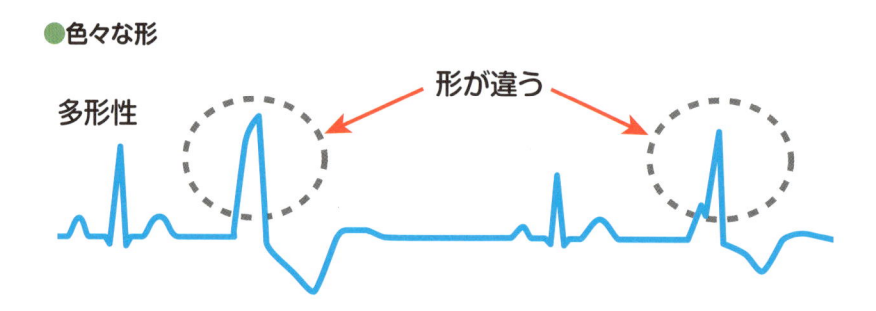

多形性　　　形が違う

　以下のように、正常波形が間に入る場合は連続とはいいません。症状がなければ経過観察で大丈夫です。ただし、心筋梗塞など心臓が悪い方で見られた場合は、ドクターコールが必要です。

● 正常波形との繰返し（二段脈）

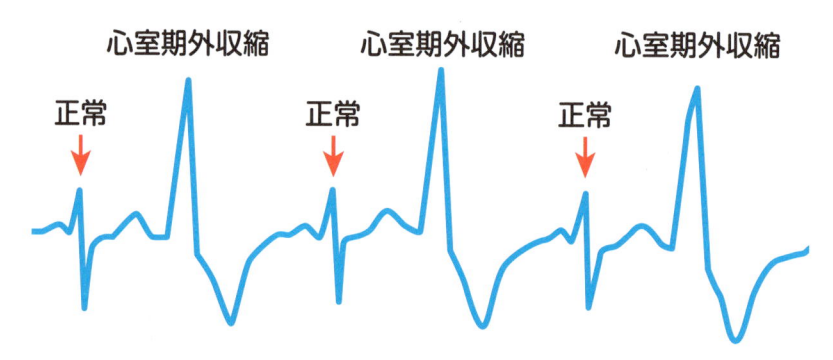

正常　心室期外収縮　正常　心室期外収縮　正常　心室期外収縮

症状がなく規則正しい場合は心配ない

「たくさんあって覚えられません」と思っている方もいるでしょう。
別に覚える必要はありません。必要なときに本書を見ればいいだけです。
中途半端に覚えるよりは、その都度確認したほうが確実です。

4. ドクターコール

● **状態**　心疾患の有無、バイタルを伝えましょう。

「心筋梗塞でカテーテル治療を受けた○○さんに心電図異常が見られたので報告します」
「意識は清明で血圧120/70mmHg、脈拍数70/分です」

● **心電図所見、病名**　QRS幅が広いのがポイントです。何回連続で見られたかを伝えましょう。

「心拍数は70/分で、幅の広いQRS波が3連続で見られました」
「心室期外収縮の3連発だと思います」

●要望　今後、どのようにすればよいか指示を仰ぎましょう。

「対処はどうしますか」

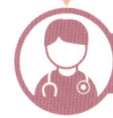

5. 医師による治療

心室期外収縮は基本的に経過観察です。心室頻拍に移行しやすい心電図の場合、薬物治療を行うことがあります。

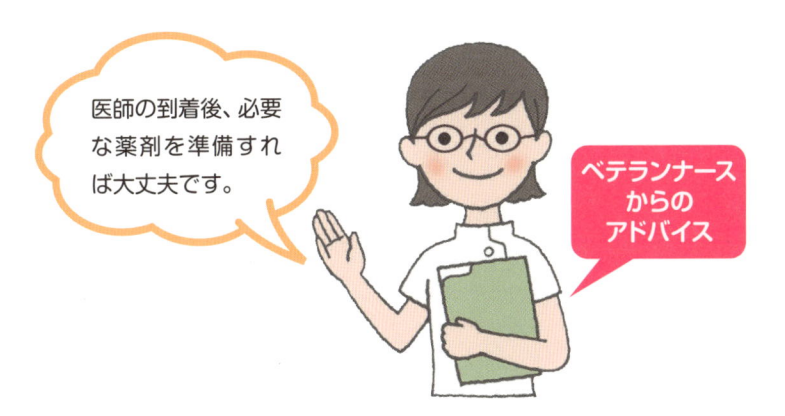

> 医師の到着後、必要な薬剤を準備すれば大丈夫です。

ベテランナースからのアドバイス

心室期外収縮の症例と対処のポイント

●症例

80歳の男性。軽度のめまいがあり夜間救急外来を受診した。来院時は症状も治まり、バイタルも異常なかったが、経過観察目的で入院となった。
念のためモニター心電図が付けられている。

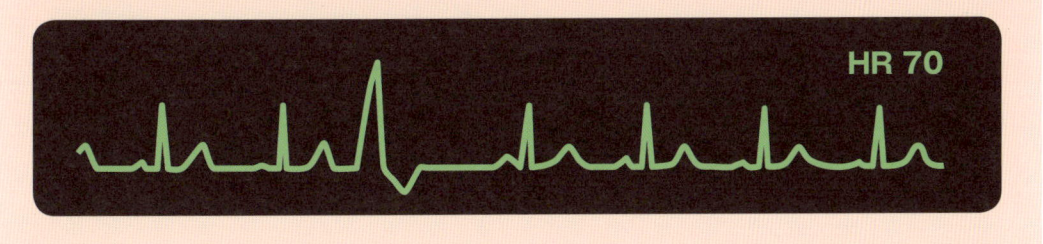

HR 70

● ナースステーションにて

　パッと見、心停止を来す病気ではないことがわかります。少し落ち着いて考えてみましょう。波形は基本的に正常に見えます。しかし、1カ所ほかとは違う部分があります。幅の広いQRS波が見られるので、心室期外収縮とわかります。

　心室期外収縮は、基本的に経過観察です。もちろん、病室へ行き、状態を確認するのはかまいません。

念のため、病室に行ってみると意識ははっきりしており、特に症状はないとのこと。

● 病室にて

経過観察で大丈夫です。

※心室期外収縮でめまいは起きませんので、今回のめまいとは関係ありません。

心室期外収縮

Nurse Note

心拍数は70/分で正常。波形はどうか？
1カ所だけほかとは違う波形が出ている。
これはQRS波である。ほかのQRSと違い幅が広いのが特徴。

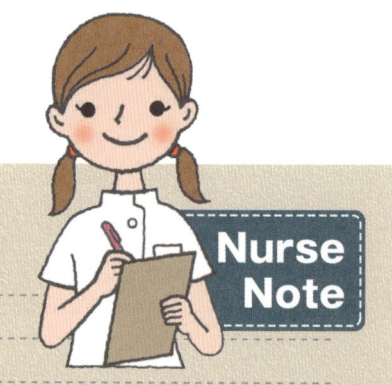

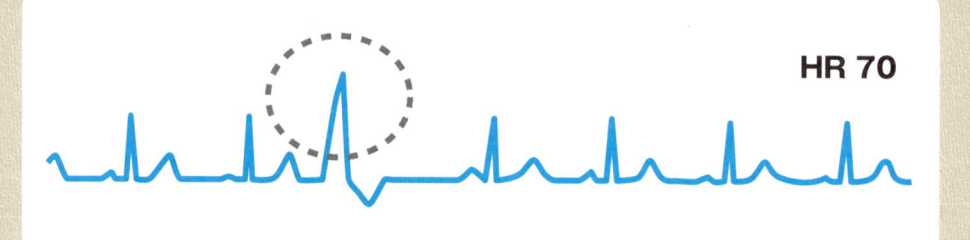

HR 70

- 幅の広いQRS波（3目盛り以上）が見られる⇒心室からの命令
- 通常より早めに見られる⇒期外
- T波に重なったり、連続したり、形が違ったりしたらドクターコール

以上の点に注目し、心室期外収縮についてより理解を深めよう。

ケース・バイ・ケースな心電図④
上室期外収縮
(SVPB：supraventricular premature beats)
エスブイピービー　スープラベントリキュラ　プレマチュア　ビーツ

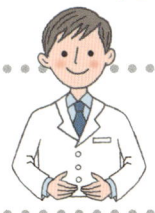

上室期外収縮は、心室期外収縮と似ているのですが、どこが違うかに注目しましょう。

♥ 1. 病態と症状

正常なら洞結節から命令が出るのは何度も説明しました。

上室期外収縮は、この命令が出る前に、心房や房室結節、ヒス束から早めに命令が出てしまう状態です。そのぶん、正常な命令は1回お休みになります。症状は基本的にありません。

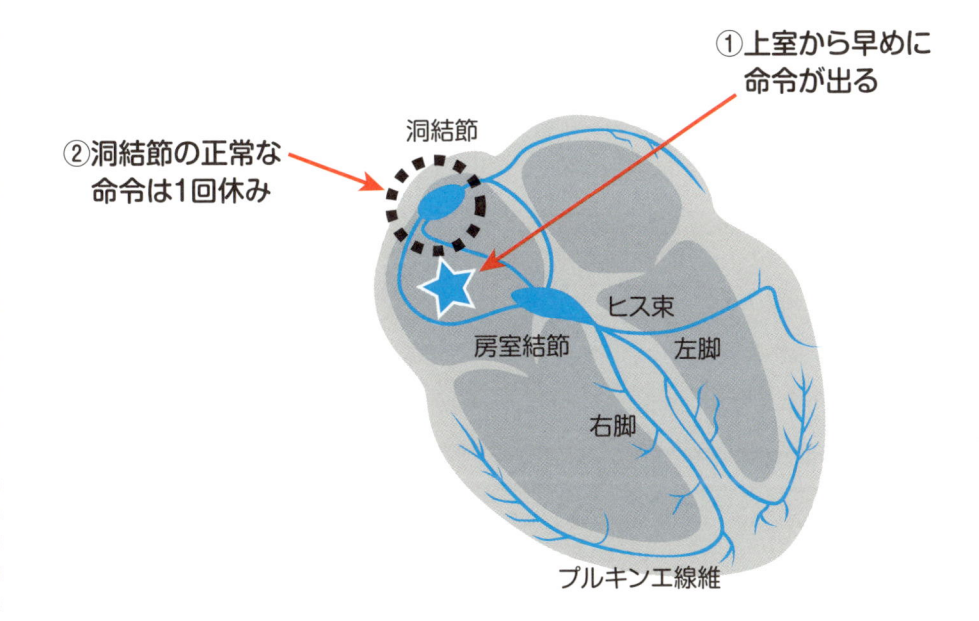

①上室から早めに命令が出る

②洞結節の正常な命令は1回休み

洞結節
ヒス束
房室結節
左脚
右脚
プルキンエ線維

心房、房室結節、ヒス束を併せて上室というのは覚えていますか？　心房から命令が出ても、房室結節から命令が出ても、ヒス束から命令が出ても、心電図や対処は変わりません。これらをまとめて上室期外収縮として扱います。

2. 心電図の波形

●幅の狭いQRS波が早めに見られる

　正常より早めのタイミングで命令が出るので、QRS波が早めに見られます。P波はQRS波に重なって見られないことがあります。命令は上室由来なのでQRS幅が狭いのが特徴です。洞結節由来の正常な波形は1回お休みになります。

　発作性上室頻拍でも上室から命令が出ます。しかし、発作性上室頻拍は命令が連続するのに対し、上室期外収縮は基本的に1個であるのが異なります。

ここに正常波形が出るはずだが1回お休み。

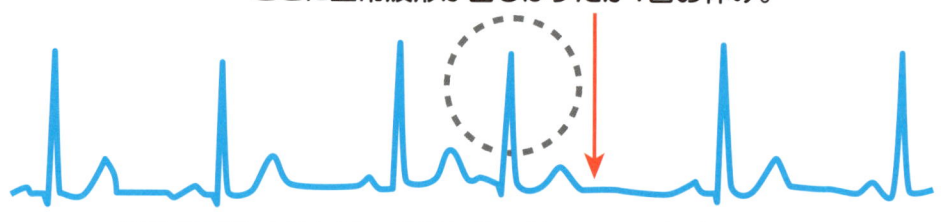

正常（予想）よりも早い位置に幅の狭いQRS波が見られる。

3. 対処法

　上室期外収縮は基本的に**経過観察**で大丈夫です。ただ、以下のような心臓に病気がある場合、治療が必要なことがあります。**ドクターコール**して指示を仰ぐのがよいでしょう。

弁疾患／先天性心疾患／虚血性心疾患／心筋炎／心筋症／心臓手術後

4. ドクターコール

●**状態**　心疾患の有無、バイタルを伝えましょう。

「心筋梗塞でカテーテル治療後の○○さんですが、心電図異常があります」
「意識は清明で血圧120/70mmHg、脈拍数70/分です」

●**心電図所見、病名**　幅の狭いQRS波が早めに見られるのがポイントです。

「心電図は心拍数70/分で、幅の狭いQRS波が正常より早めに見られました」
「上室期外収縮だと思います」

●**要望**　指示を仰ぎましょう。

「何か対処することはありますか」

5. 医師による治療

多くは経過観察ですが、場合によっては薬剤投与をすることがあります。

上室期外収縮の症例と対処のポイント

●症例

80歳の男性。軽度のめまいがあり、夜間救急外来を受診した。来院時は症状も治まり、バイタルも異常なかったが、経過観察目的で入院となった。念のためモニター心電図が付けられている。

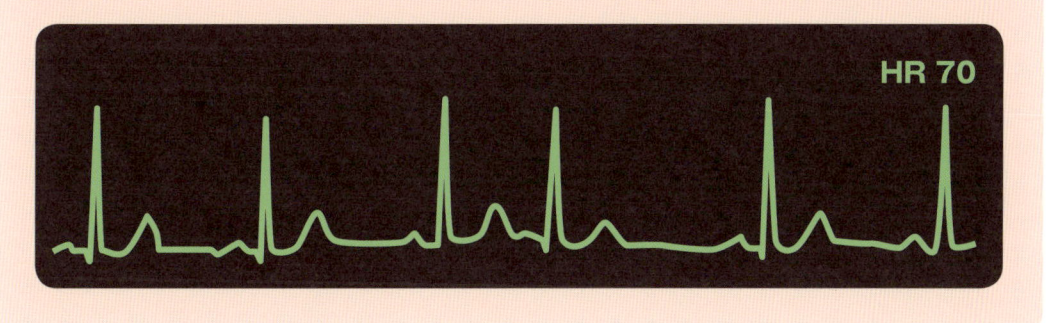

HR 70

●ナースステーションにて

パッと見、心停止を来す病気ではないことがわかります。少し落ち着いて考えてみましょう。波形は基本的に正常に見えます。しかし、1カ所ほかとは違う部分があります。幅の狭いQRS波が正常より早めに見られるので、上室期外収縮とわかります。基本的に経過観察です。

もちろん、病室へ行き、状態を確認するのはかまいません。

念のため、病室に行ってみると意識ははっきりしており、特に症状はないとのこと。

●病室にて

経過観察で大丈夫です。

※心室期外収縮でめまいは起きませんので、今回のめまいとは関係ありません。

上室期外収縮

心拍数は70/分で正常。波形はどうだろうか？
QRS波がほかの波形より早い段階で出現している。
心室期外収縮で勉強した「期外」という状態。

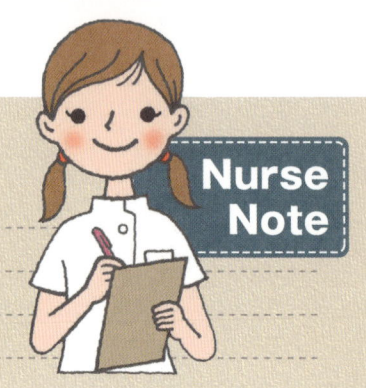

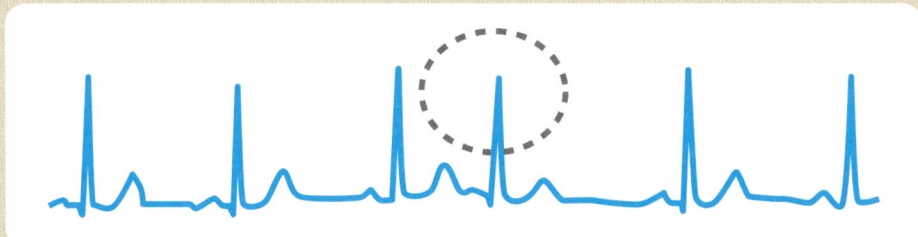

心室期外収縮と違ってQRS波の幅が狭いのが特徴。

- 幅の狭いQRS波（3目盛り未満）が見られる⇒上室からの命令
- 通常より早めに見られる⇒期外
- 心疾患がある場合はドクターコール

以上の点に注目して、上室期外収縮についてより理解を深めよう。

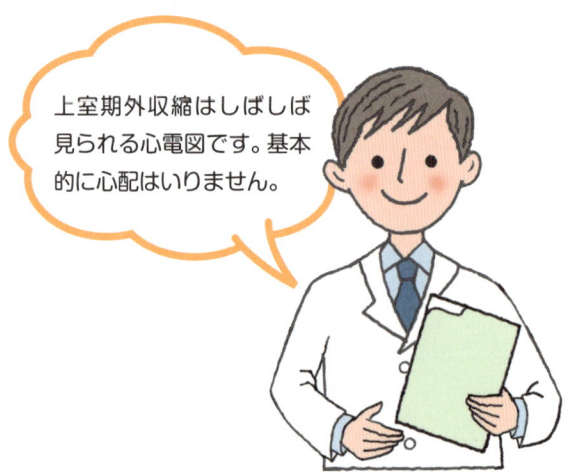

> 上室期外収縮はしばしば見られる心電図です。基本的に心配はいりません。

ケース・バイ・ケースな心電図〈番外編〉
アーチファクト

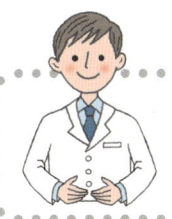

前節まででモニター心電図の勉強は終わりですが、もうひとつだけアーチファクトについて説明します。

1. 病態と症状

　アーチファクトは心臓の異常ではありません。歯磨きや歩行、ふるえなど、動いたときに余計な波形が入ることを**アーチファクト**といいます。
　アーチファクトとは英語で「人工産物」という意味で、本来なら見られない波形のことをいいます。原因の多くは筋肉です。心電図は心筋の電気の流れを記録するものですが、電気の流れは心臓だけにあるのではありません。全身の筋肉も電気が流れることで動いているのです。
　そのため、心臓以外の筋肉が動いた状態で心電図をとると、心臓以外の筋肉の電気の流れまで測定してしまい、変な波形が入ってしまうことがあります。これをアーチファクトといいます。
　緊張していたり、発熱で震えていたりするとアーチファクトが生じやすいです。また、器械のコネクタの接触が悪かったりすると変な波形になることもあります。

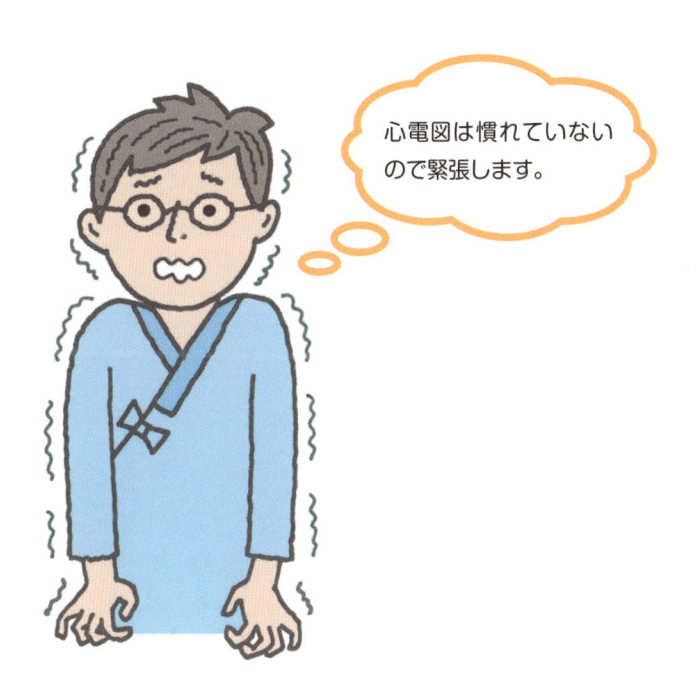

心電図は慣れていないので緊張します。

2. 心電図の波形

●決まった波形はない

　心電図はこれといった、決まった形はありません。いままで勉強したことがない、変な波形が入っていると思ったらアーチファクトかもしれません。

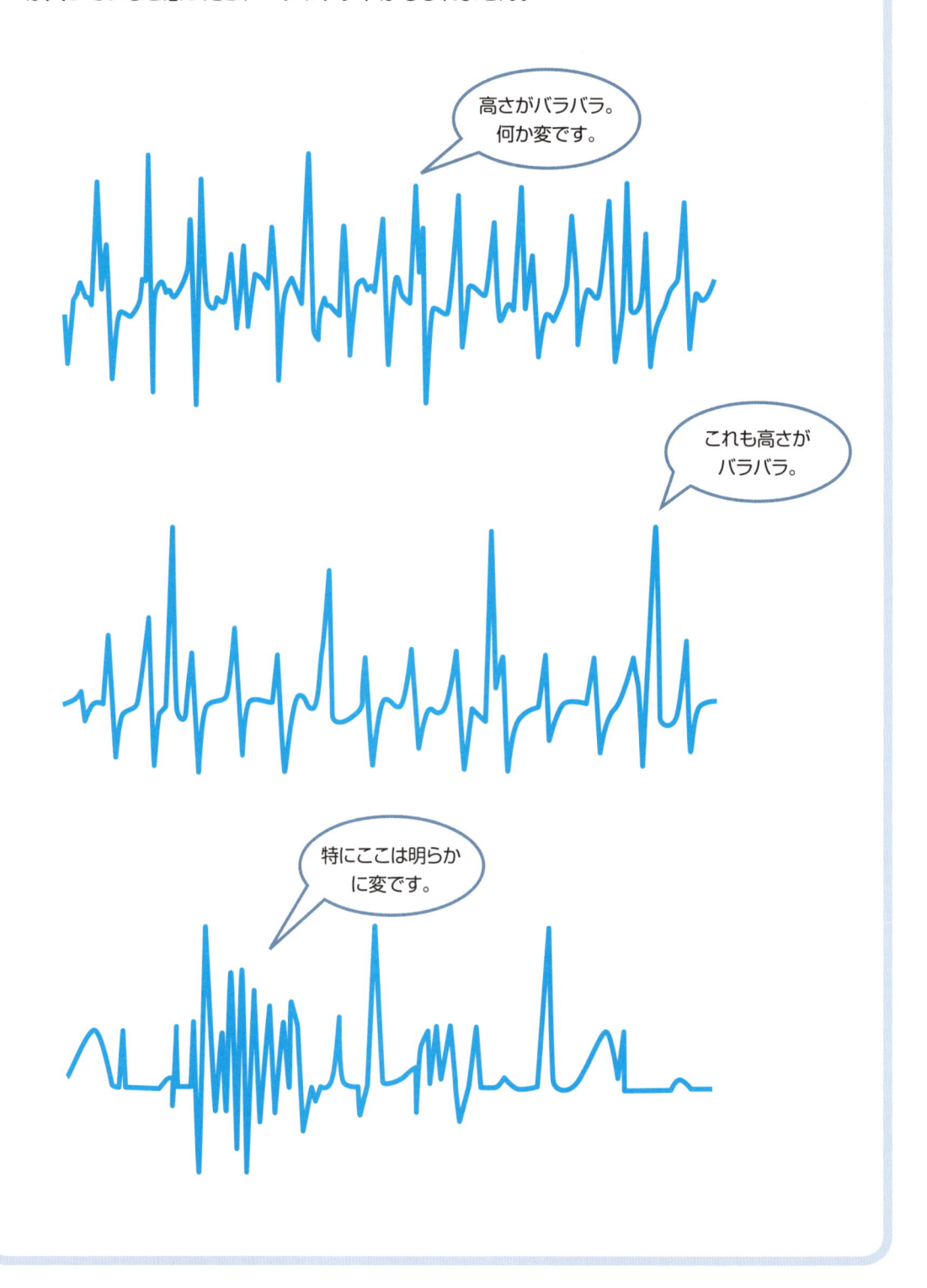

> 高さがバラバラ。
> 何か変です。

> これも高さが
> バラバラ。

> 特にここは明らか
> に変です。

3. 対処法

アーチファクトなのか本当の病気なのかをどうやって判断するのか、気になりますね。

結論からいうと、絶対的な見分け方はありません。心電図のみからアーチファクトかどうか判断するのは危険ですのでやめましょう。**必ず患者さんのところに行って、どのような状態かを確認**するのがいいでしょう。

もし、患者さんが歯磨きなど何か動きのある行為をしていた場合、患者さんにベッドに横になってもらい、もう一度心電図を見てください。これで、異常な波形が消えたらアーチファクトの可能性が高いです。

安静にしても消えなかったらアーチファクトの可能性は低いので、いままで勉強した心電図のどれに当てはまるかを考えましょう。

特に動悸、胸痛などの症状がある場合は、病気である可能性が高いと判断します。アーチファクトという判断はされないようお願いします。

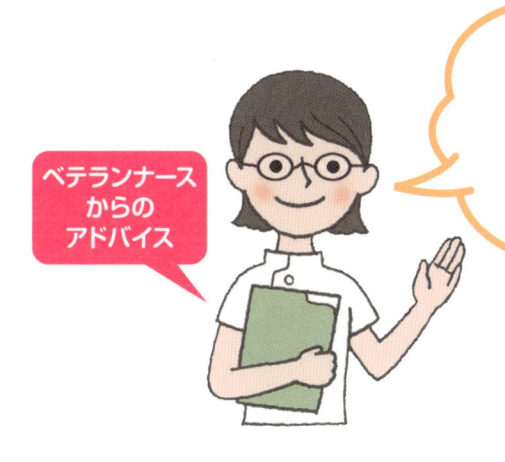

> **ベテランナースからのアドバイス**
>
> 横になっていても、緊張したりしているとアーチファクトが見られることがあります。リラックスしてもらいましょう。リラックスできるかは、看護師の腕の見せどころです。

---

column
コネクターが原因

ある日、モニター心電図を付けている患者さんで「心拍数が150/分です。」との報告を受けました。実際に患者さんのところへ行ってみると、特に動悸や呼吸苦などの症状はありませんでした。モニター心電図を見ていると確かに心拍数150/分と表示されています。しかし、波形が何となくおかしいです。患者さんは動いていません。電極の位置がおかしいかもしれないと思い直しても変わりませんでした。でもやっぱりおかしいと思い、電極とモニターをつなぐコネクターを強めに押してみると心拍数は正常になり、波形もいつもの形に戻りました。ぱっと見るとコネクターは正常に差し込まれていたのですが、ほんのわずかにズレていたのでしょう。コネクターがアーチファクトの原因でした。

アーチファクトの症例と対処のポイント

●症例

　73歳の男性。少し胸が苦しいとのことで急患室を受診した。レントゲン、心電図では明らかな異常はなかった。経過観察目的で入院となり、念のためモニター心電図が付けられた。しばらくすると、ナースステーションのモニターが次のようになった。

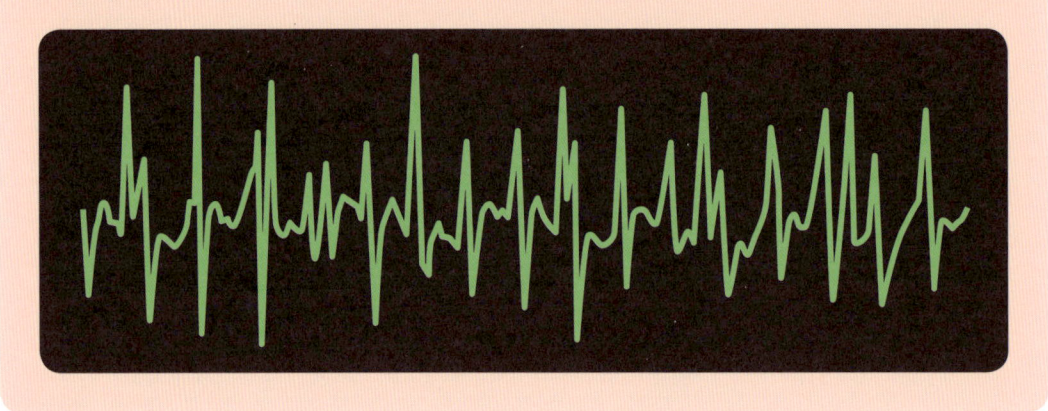

●行動

　QRS波がたくさん見られるのでかなりの頻拍です。RR間隔がバラバラに見えるので心房細動でしょうか？　病室に行ってみましょう。

●病室へ

看護師：○○さん、大丈夫ですか？

患　者：「あっ、すみません、歯を磨いていました」

看護師：あ、そうですか。胸の苦しさはどうですか？

患　者：「そういえば、もうないですね」

看護師：それは良かったです。

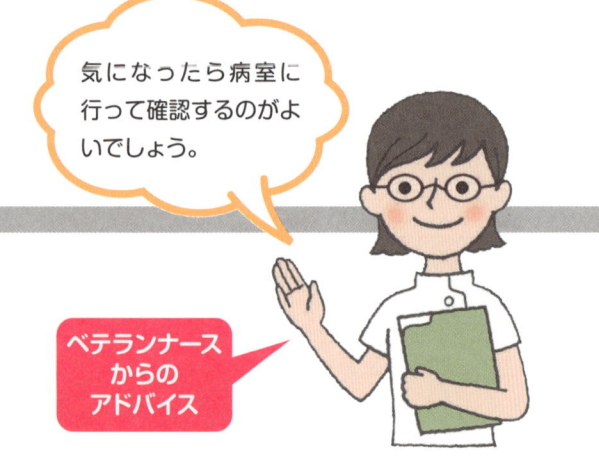

> 気になったら病室に行って確認するのがよいでしょう。
> ―ベテランナースからのアドバイス

アーチファクト

患者さんは元気そうだった。先ほどの心電図はおそらく歯磨きが原因。アーチファクトが考えられる。しかし、心拍数が300/分の心房細動にも見える。

- 病的な心電図（心房細動など）との見分け方は現場に行く！！
- 患者さんをリラックスさせて心電図を見る。

以上の点に注目し、アーチファクトについてより理解を深めよう。

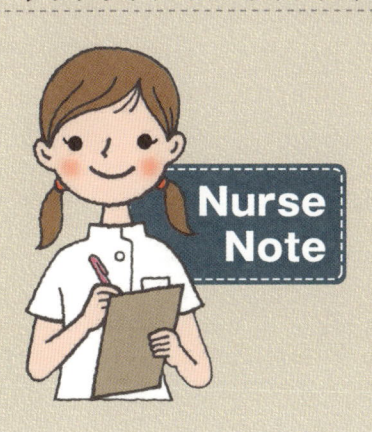

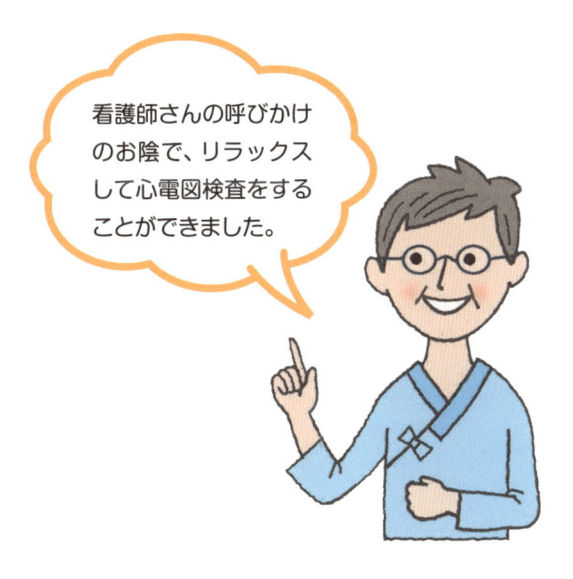

> 看護師さんの呼びかけのお陰で、リラックスして心電図検査をすることができました。

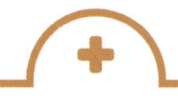

ケース・バイ・ケースな心電図のまとめ

洞性頻脈

<波形の特徴>

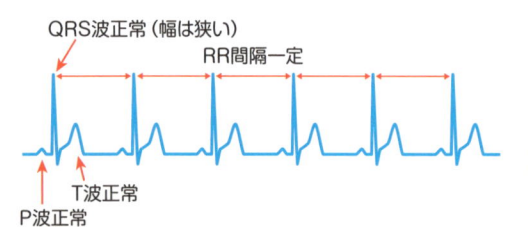

- QRS波正常（幅は狭い）
- RR間隔一定
- P波正常
- T波正常

対処法
- 原因検索
- 原因によってはドクターコール

洞性徐脈

<波形の特徴>

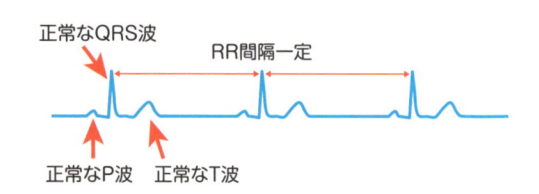

- 正常なQRS波
- RR間隔一定
- 正常なP波
- 正常なT波

対処法
- 症状があるときはドクターコール

心室期外収縮

<波形の特徴>

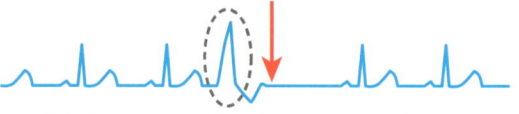

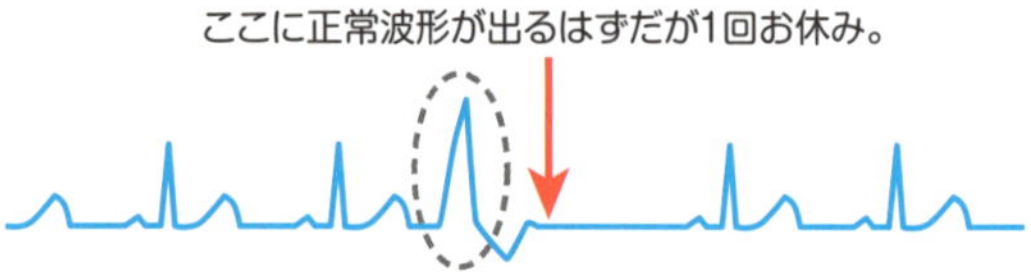

ここに正常波形が出るはずだが1回お休み。

正常（予想）よりも早い位置に幅の広いQRS波が見られる。

対処法
- 多くは経過観察
- 危険な波形ではドクターコール

［危険な波形］
- T波に重なっている（R on T）

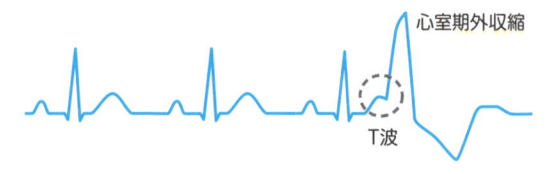

  心室期外収縮／T波

- 連続（2連続、3連続）

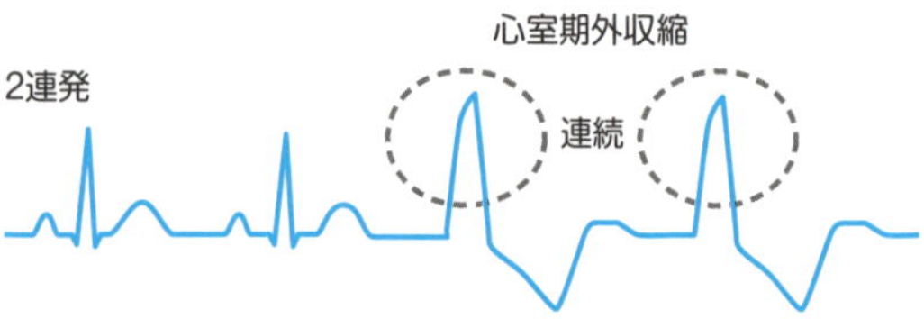

  2連発／心室期外収縮／連続

上室期外収縮

<波形の特徴>

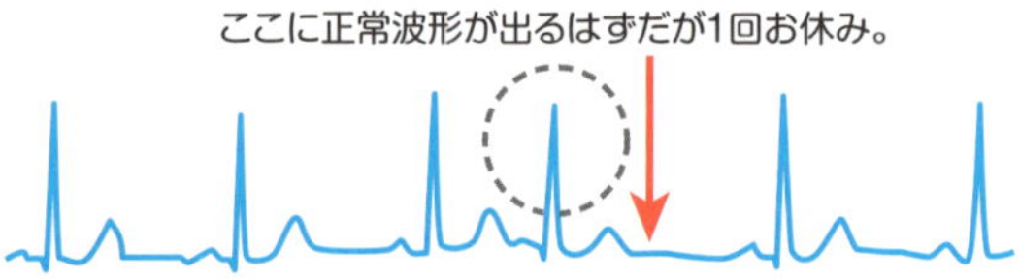

ここに正常波形が出るはずだが1回お休み。

正常（予想）よりも早い位置に幅の狭いQRS波がみられる。

対処法
- 多くは経過観察
- 心臓に問題がある場合はドクターコール

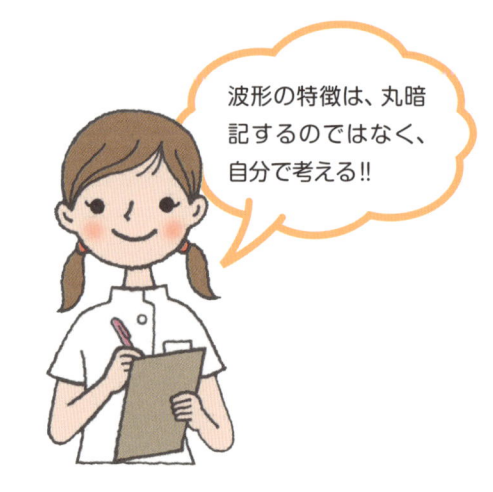

> 波形の特徴は、丸暗記するのではなく、自分で考える!!

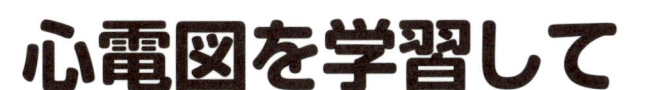

心電図を学習して
ーこれからどう読み進めるかー

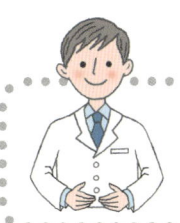

ここまでお読みいただき、ありがとうございます。いかがだったでしょうか？さて、このあとどうすればよいか考えてみます。

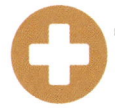

◯もう一度、基礎編を読んでみましょう。

第2章から第4章で14個の心電図を勉強してきましたが、いくつかは名前や対処が思い浮かばなかったものがあるかと思います。パターン認識できるようになるまで読み返してみましょう。

◯心電図をより深く知りましょう。

基本的なことはすでに勉強しましたので、大事なことは学習できています。
第5章では「よりタメになること」を説明していますので、興味があったら読んでみてください。

◯実際のモニター心電図を見てみましょう。

心電図に限らず、勉強するときは何でもそうですが、実際の現場で経験しないと身に付きません。ナースステーションにいるとき、いままで以上に心電図に注目するようにしてみましょう。

◯例外はありますが…。

モニター心電図に限らず、何にでも例外はつきものです。本書で勉強していない非典型的な波形に遭遇し、よくわからないこともあるかもしれません。

ただし、緊急性の高いものや本当に大事なものはすでに勉強しましたので、落ち込むことなく、その都度、心電図に詳しい人に聞くなどして、解決していくのがよいでしょう。かなり力がつくと思います。

演習問題

いままで勉強してきた14個の心電図をランダムに出題します。
　パターン認識できるか試してください。パターン認識ができなかったものは、再度、該当部分の解説（特に病態）を読み、どのような心電図になるかしっかりイメージし、再度、チャレンジしてください。

● **初めのうちはヒントを見てもかまいません。**
　ただし、最終的にはパターン認識できるようになることと、ヒントの内容は、丸暗記するのではなく、自分で考えられるようになることが大切です。

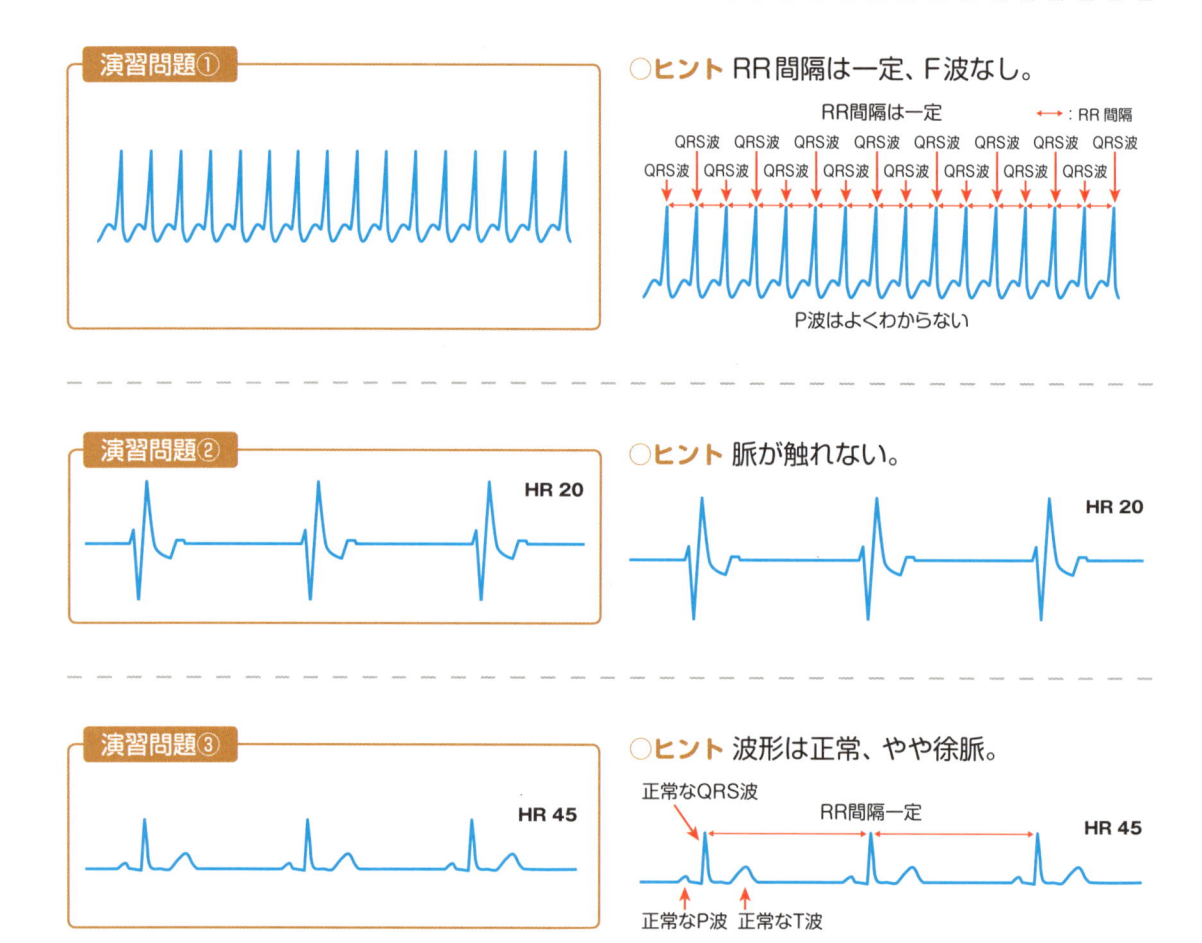

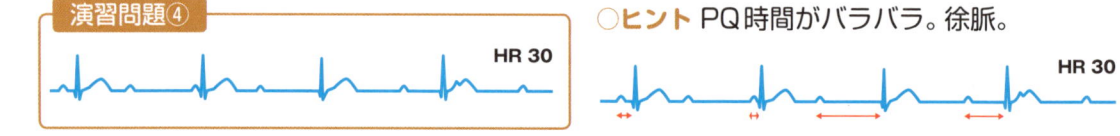

演習問題①

〇 **ヒント** RR間隔は一定、F波なし。

演習問題② HR 20

〇 **ヒント** 脈が触れない。 HR 20

演習問題③ HR 45

〇 **ヒント** 波形は正常、やや徐脈。 HR 45

演習問題④ HR 30

〇 **ヒント** PQ時間がバラバラ。徐脈。 HR 30

4 ケース・バイ・ケースな心電図

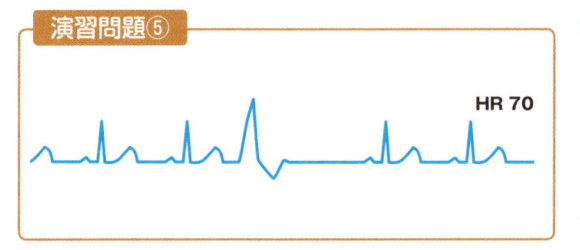

演習問題⑤　HR 70

○**ヒント** 正常（予想）より早い位置に幅の広いQRS波が見られる。

ここに正常波形が出るはずだが1回お休み。　HR 70

演習問題⑥　HR 0

○**ヒント** 何の波形も見られない。

ずーっと平ら（フラット）なまま　HR 0

演習問題⑦　HR140

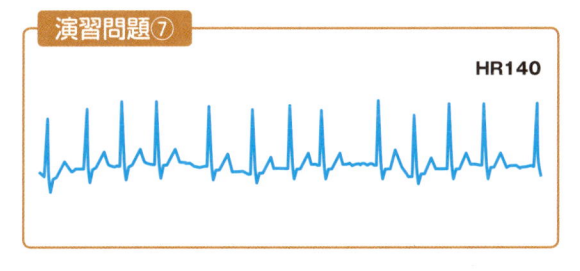

○**ヒント** RR間隔がバラバラ。　HR140

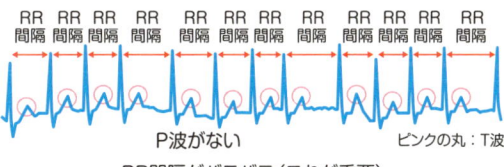

RR間隔 RR間隔 RR間隔 RR間隔 RR間隔 RR間隔 RR間隔 RR間隔 RR間隔 RR間隔 RR間隔 RR間隔

P波がない　　ピンクの丸：T波
RR間隔がバラバラ（これが重要）

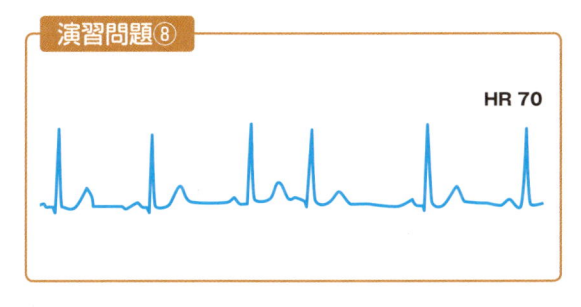

演習問題⑧　HR 70

○**ヒント** 正常（予想）より早い位置に幅の狭いQRS波が見られる。

ここに正常波形が出るはずだが1回お休み。　HR 70

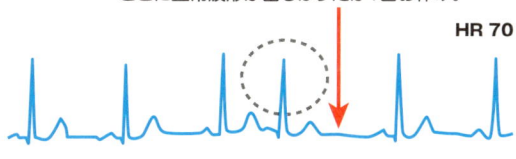

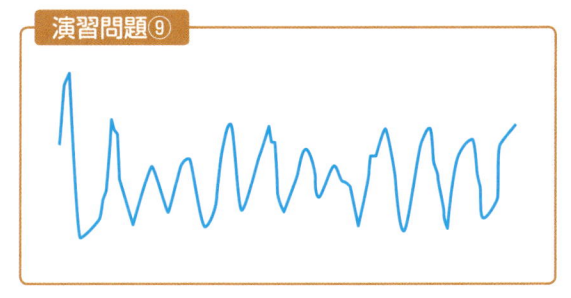

演習問題⑨

○**ヒント** 不規則な波形。

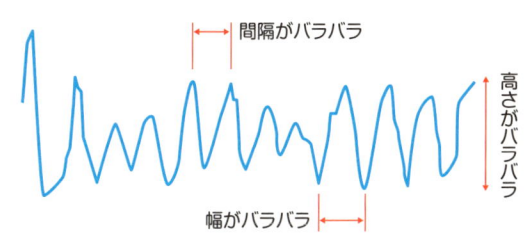

間隔がバラバラ

高さがバラバラ

幅がバラバラ

演習問題⑩

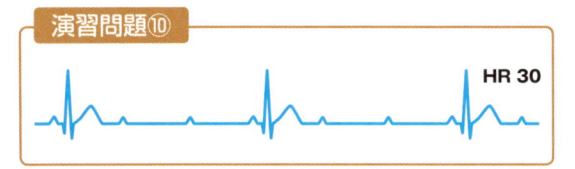

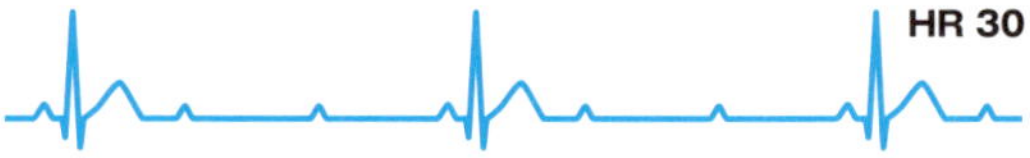

HR 30

○ **ヒント** QRS波が見られる部分と見られない部分がある。

HR 30

演習問題⑪

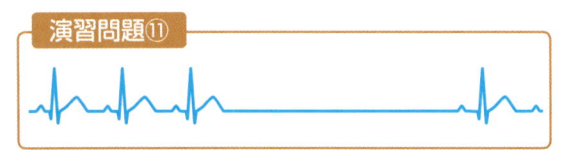

○ **ヒント** P波もQRS波も見られない。

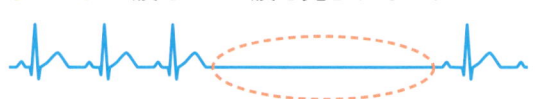

演習問題⑫

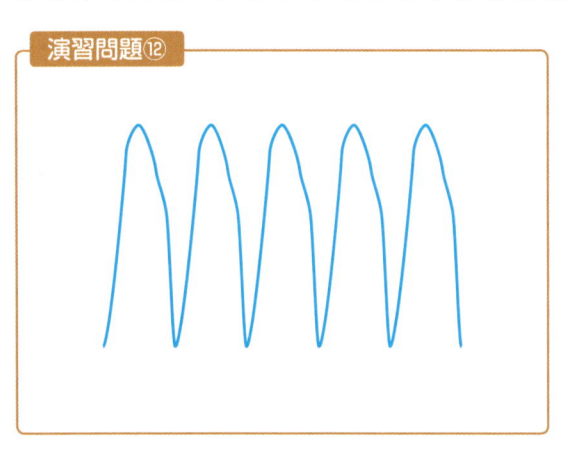

○ **ヒント** 幅の広いQRS波、RR間隔は一定。

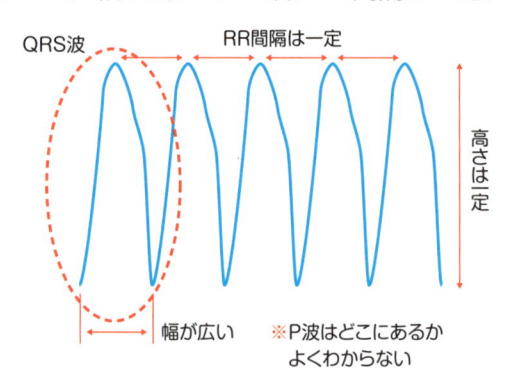

QRS波　RR間隔は一定　高さは一定　幅が広い　※P波はどこにあるかよくわからない

演習問題⑬

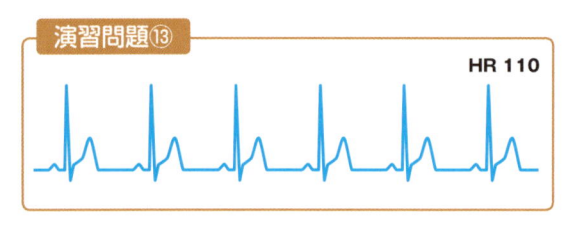

HR 110

○ **ヒント** 波形は正常、やや頻拍。

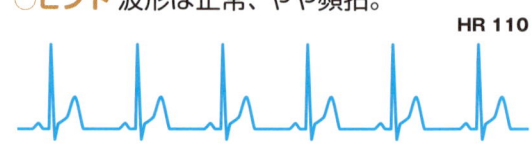

HR 110

演習問題⑭

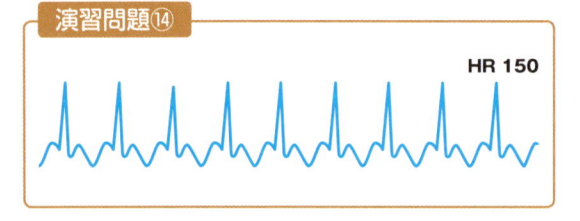

HR 150

○ **ヒント** RR間隔一定、F波が見られる。

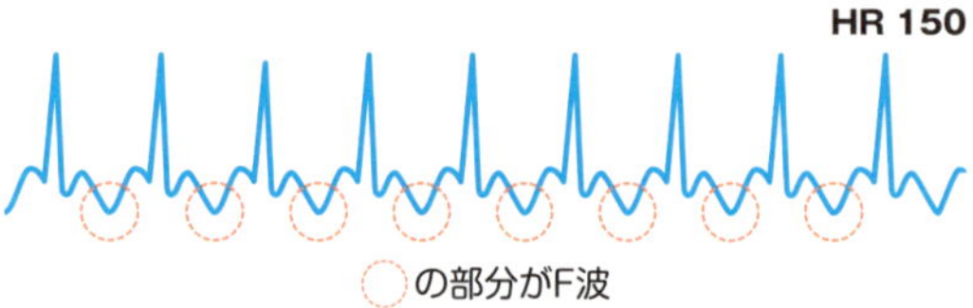

HR 150
○の部分がF波

正解

① 発作性上室頻拍
② 無脈性電気活動（PEA）
③ 洞性除脈
④ 第3度房室ブロック（完全房室ブロック）
⑤ 心室期外収縮
⑥ 心静止
⑦ 心房細動
⑧ 上室期外収縮
⑨ 心室細動
⑩ 第2度房室ブロック
⑪ 洞不全症候群
⑫ 心室頻拍
⑬ 洞性頻脈
⑭ 心房粗動

chapter 5

心電図を
より詳しく知る

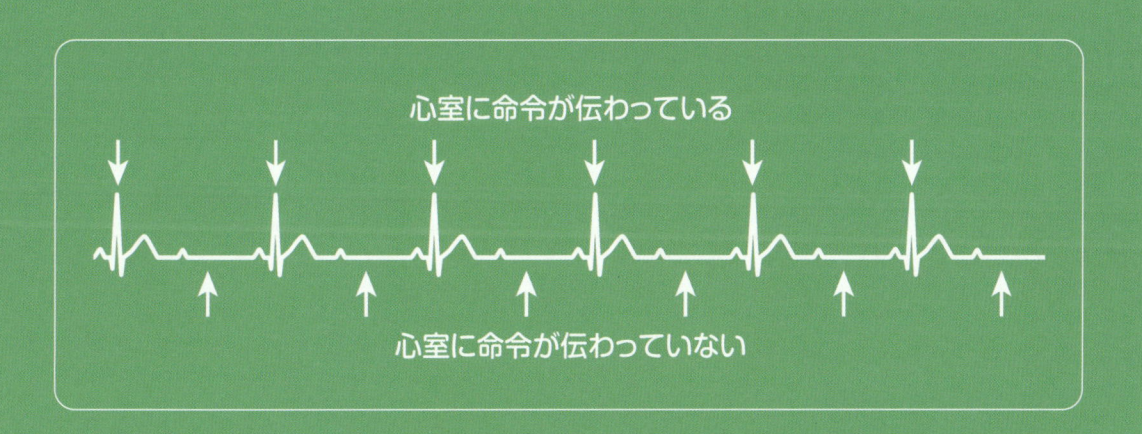

心室に命令が伝わっている

心室に命令が伝わっていない

本章ではより詳しく心電図を勉強していきます。これ以降の勉強は必須ではありませんが、ここを理解できると心電図がより興味深いものになるはずです。

心電図の目盛を知る

心拍数を自分で計算する

モニター画面には、心拍数が表示されます。自分で求めることができるのを知っていますか？

ふだんはあまり自分で求めることはしないかもしれませんが、知っておくと役に立つことがありますので勉強していきましょう。

心拍数とは、心室が1分間に収縮した回数のことです。心拍数を数えるときは、QRS波が1分間に何回見られるかを数えればよいのです。

しかし、1分間も数えるのは大変です。次のように計算で求めましょう。

心電図を印刷し、マス目を数える

まずは心電図を紙に印刷しましょう。そして、RR間隔（QRS波とQRS波の間）が大きいマス目何個か数えてください。小さいマス目は大きいマス目0.2個分としてください。

次の心電図の①は大きいマス目がちょうど4個、同じく②は大きいマス目が5個、小さいマス目1個（大きいマス目0.2個分）なので、足して5.2個です。

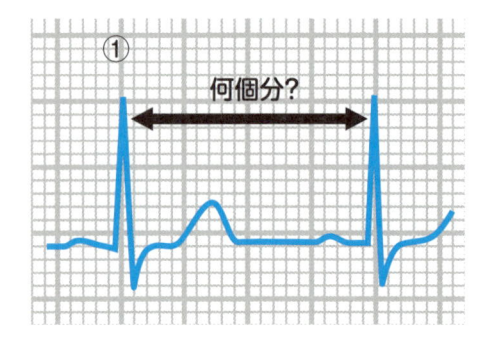

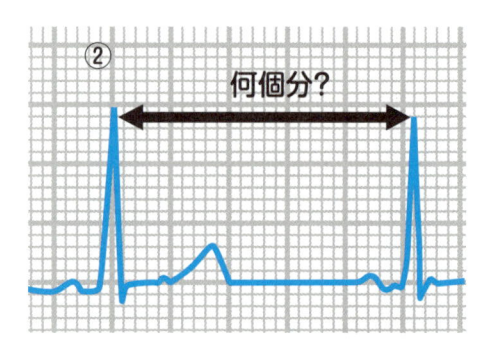

次に、

300÷大きいマス目の数

をしてください。

①でしたら、300÷4＝75
②でしたら、300÷5.2≒58

となり、これが心拍数となります。

「300」という数字が気になりますよね。次のページで説明しましょう。

印刷の仕方は器械によって異なります。先輩に聞きましょう。

心拍数が「300÷大きいマス目の数」で計算できる理由

小さいマス目は0.04秒

目盛の意味の確認です。小さいマス目は0.04秒です。大きいマス目は小さいマス目5個ぶんなので、0.04×5=0.2秒となります。これは決まっていることなので覚えるしかありません。

大きいマス目1個で収縮

さて、この大きいマス目1個（0.2秒）の間隔で心室が1回収縮したとしましょう。
心電図は次のようになります。

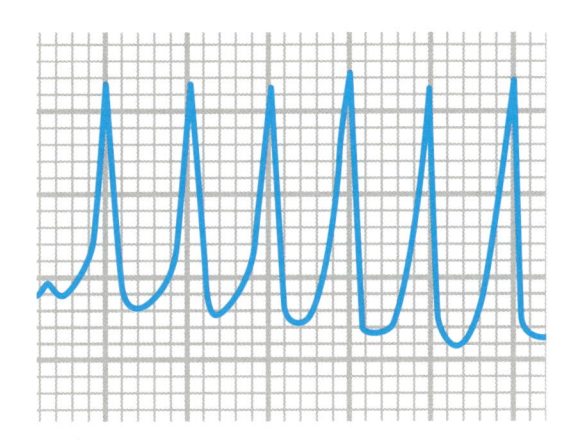

このままのペースで1分間（60秒）収縮すると、何回収縮することになるでしょうか？
0.2秒で1回ですから、1秒で5回、60秒だと300回となります。
ということは、大きいマス目が1個分のときは心拍数300/分となります。

大きいマス目2個で収縮

大きいマス目が2個で心室が1回収縮したとすると、心拍数はどうなるでしょうか？

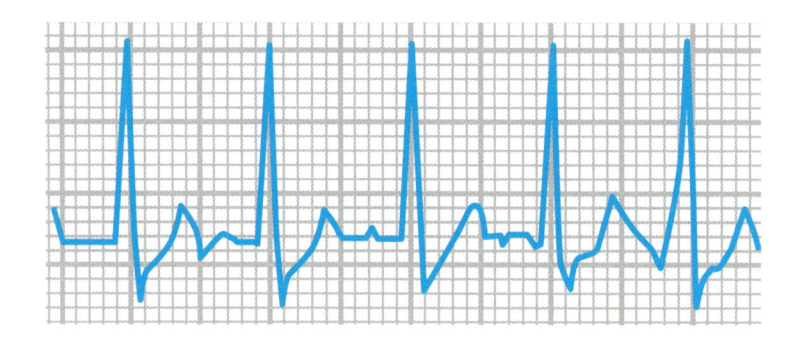

　先ほどの心電図に比べ、収縮と収縮との間の時間が2倍になるので、心拍数は1/2になりますね。300÷2で150です。
　つまり、心拍数は150/分となります。

大きいマス目3個で収縮

大きいマス目3個で心室が1回収縮したとすると、心拍数はどうなるでしょうか？

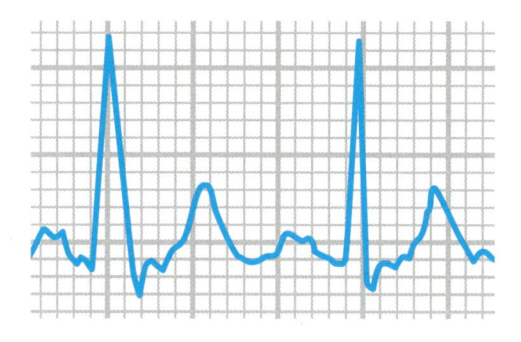

　収縮と収縮の間の時間が3倍になるので、心拍数は1/3になりますね。300÷3で100です。
　つまり、心拍数は100/分となります。

以上をまとめると

大きいマス目2個のときは、300÷2
大きいマス目3個のときは、300÷3
大きいマス目4個のときは、300÷4
大きいマス目5個のときは、300÷5

となることがわかります。つまり、

> 心拍数＝300÷大きいマス目の数

であることがわかります。

---

column
心拍数は暗記ではなく自分で導く

　今回、大きいマス目1個のときは心拍数300/分、大きいマス目2個のときは心拍数150/分、大きいマス目3個のときは心拍数100/分、…となり、マス目が1個増えるごとに心拍数は300、150、100、75、60、50…となります。本によっては「300、150、100、75、60、50」という数字を丸暗記させているものもありますが、それはあまりよいことではありません。覚えるべきは「心拍数＝300÷大きいマス目の数」であり、余力があるなら、なぜ300という数字が出てくるか自分で考えることが大切です。

上室性と心室性のQRS幅の違い

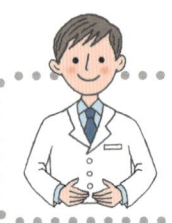

上室から命令が出るとQRS幅が狭くなり、心室から命令が出るとQRS幅が広くなると説明しました。なぜこのような違いが生じるのでしょうか？

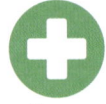

上室から命令が出る

上室とは「洞結節、心房、房室結節、ヒス束」をまとめたいい方です。この上室から命令が出ると、

房室結節 ➡ ヒス束 ➡ 左脚・右脚 ➡ プルキンエ線維 ➡ 心室

というように、正常と同じ経路で伝わります。

この経路は命令専用なので、一瞬で心室の隅々まで命令が伝わります。

心室も一瞬で収縮します。心室の収縮はQRS波ですので、QRS波の時間は短く、つまり、QRS幅は狭く（narrow）なります。具体的には小さいマス目3個未満です。

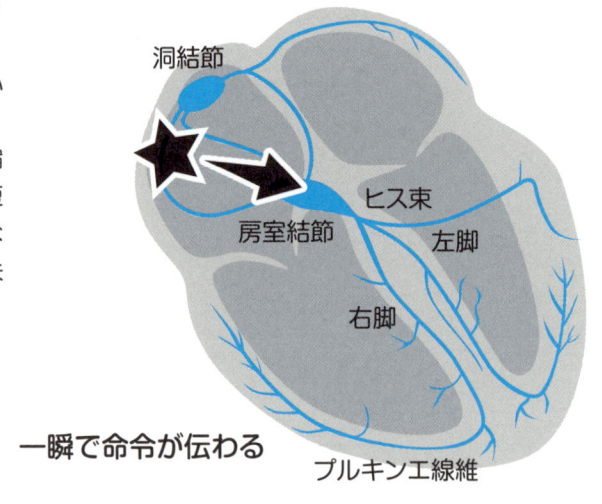

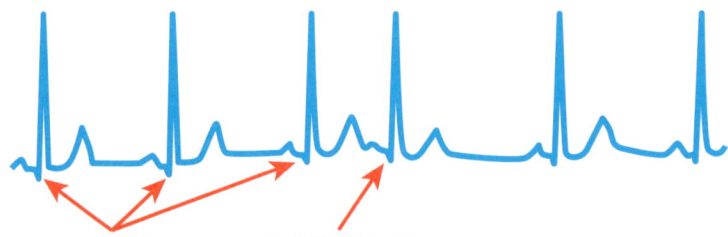

一瞬で命令が伝わる

正常波　　上室期外収縮

心室が一瞬で収縮 ➡ QRS波の時間短い

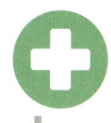

心室から命令が出る

　心室から命令が出ると、その命令は心筋を伝わって心室の隅々に伝わります。心筋は本来収縮するものであり、命令を伝えるものではありません。命令を伝えるスピードはゆっくりです。

　収縮している心筋もあれば、これから収縮を始める心筋もあります。すべての心筋が収縮し終えるまで時間がかかります。そのため、QRS波の時間は長く、[QRS幅は広く（wide）]なります。具体的には小さいマス目3個以上です。

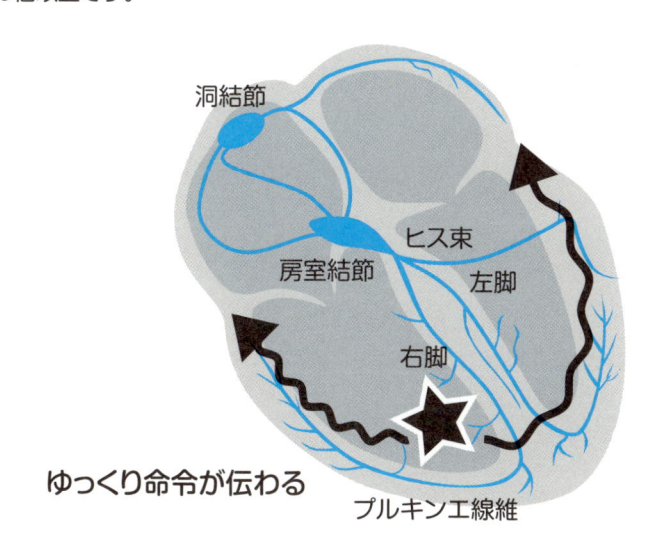

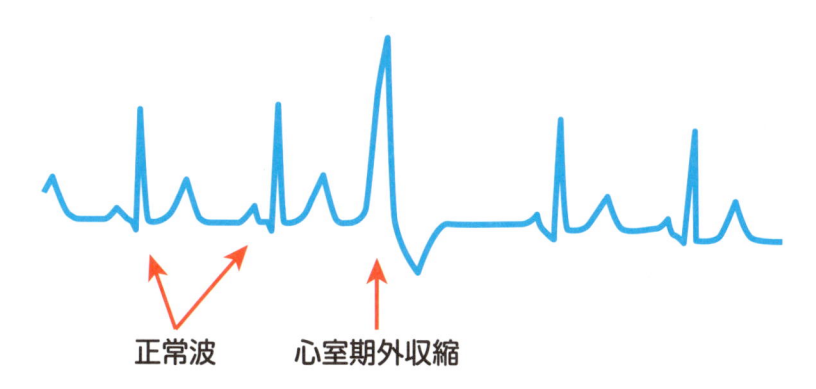

洞結節
ヒス束
房室結節
左脚
右脚
ゆっくり命令が伝わる
プルキンエ線維

正常波
心室期外収縮

心室の収縮に時間がかかる ➡ QRS波の時間長い

第2度房室ブロックの分類

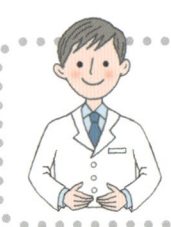

第2度房室ブロックは、心室に命令が伝わったり、伝わらなかったりする病気と説明しました。どの程度伝わるかは人によります。したがって、いろいろな心電図が考えられます。

いろいろな心電図

第2度房室ブロックは命令の伝わり方によって色々なパターンが考えられます。
　例えば、4回の命令のうち3回が心室に伝わったとします。すると、4個のP波中3個にQRS波が見られます。これを**4：3房室ブロック**といいます。

心室に命令が伝わっている（緑矢印）

心室に命令が伝わっていない（赤矢印）

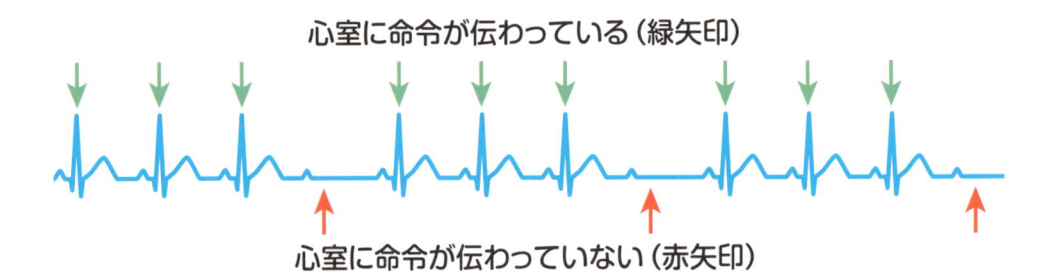

3個のP波中2個にQRS波が見られたら**3：2房室ブロック**といいます。

心室に命令が伝わっている（緑矢印）

心室に命令が伝わっていない（赤矢印）

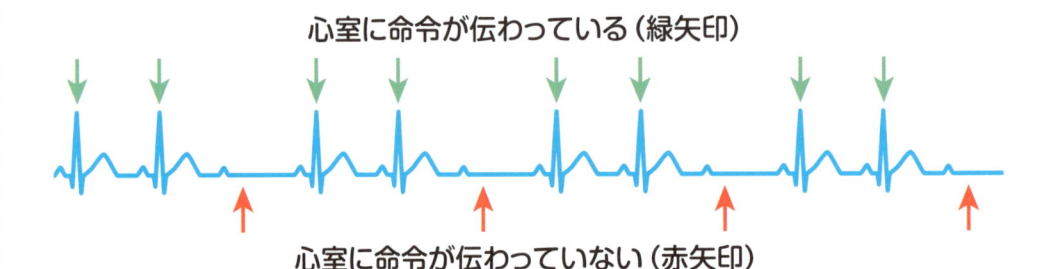

2個のP波中1個にQRS波が見られたら**2：1房室ブロック**といいます。

心室に命令が伝わっている（緑矢印）

心室に命令が伝わっていない（赤矢印）

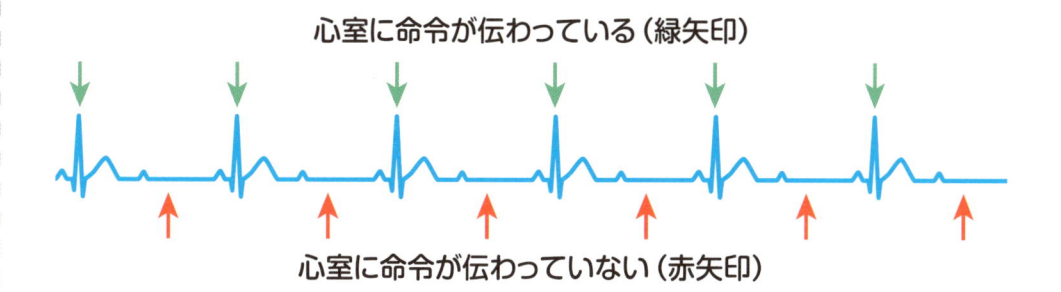

3個のP波中1個にQRS波が見られたら**3：1房室ブロック**といいます。

心室に命令が伝わっている（緑矢印）

心室に命令が伝わっていない（赤矢印）

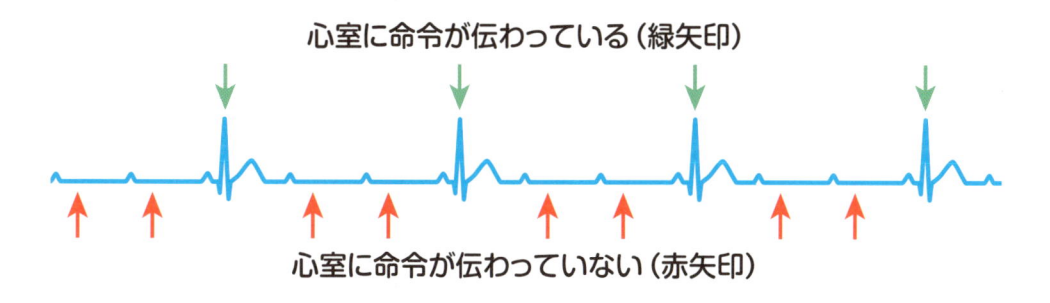

4個のP波中1個にQRS波が見られたら**4：1房室ブロック**といいます。

心室に命令が伝わっている（緑矢印）

心室に命令が伝わっていない（赤矢印）

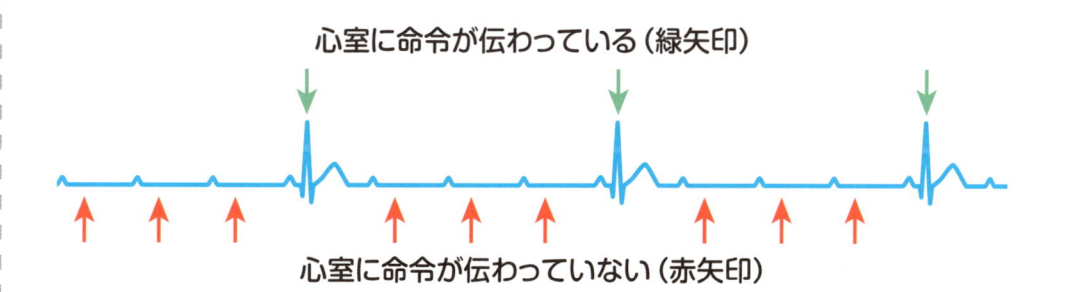

　　　　　P波の数　　QRS波の数

4：3房室ブロック ↑ MobitzⅡ型
3：2房室ブロック ↓ 房室ブロック
2：1房室ブロック
3：1房室ブロック ↑ 高度
4：1房室ブロック ↓ 房室ブロック

　下に行くほどQRS波の割合が少なくなり重症です。特に3：1房室ブロック以降は、**高度房室ブロック**と呼ばれています。
　3：2房室ブロックより上は低度房室ブロックと呼びたいところですが、**MobitzⅡ型房室ブロック**と呼ばれています。2：1房室ブロックはそのまま**2：1房室ブロック**です。
　以上、第2度房室ブロックについて色々なパターンを見てきました。これらは丸暗記するものではなく、自分で考えるものです。どれか一つのパターンが理解できれば他のパターンも理解できるはずですので、ゆっくり考えてみましょう。

命令が伝わったり、伝わらなかったりするのが、第2度房室ブロックの本質であることを覚えておきましょう。

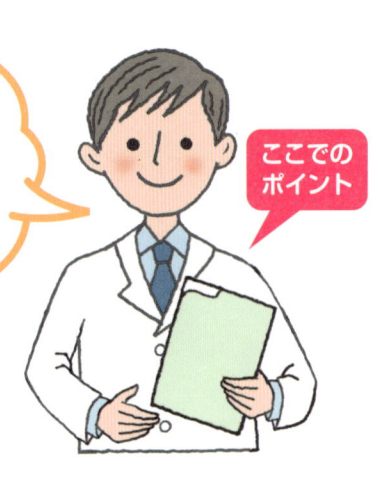

ここでのポイント

Wenckbach型房室ブロック
（ヴェンケバッハ）

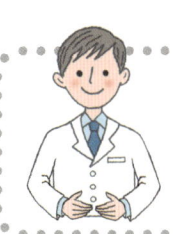

実は、第2度房室ブロックの中には、Wenckbach型房室ブロックというものがあります。ちょっとややこしいので基礎編では説明しませんでした。詳しく知りたい方のために説明します。

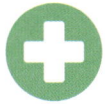

✚ PQ時間に注目

　第2度房室ブロックの説明で、3：2房室ブロックより軽症のものは**MobitzⅡ型房室ブロック**と呼ばれると説明しました。

```
        P波の数    QRS波の数
          ↓         ↓
         4：3房室ブロック  ↑
         3：2房室ブロック  ↕  MobitzⅡ型
                              房室ブロック
         2：1房室ブロック
         3：1房室ブロック  ↓  高度
         4：1房室ブロック  ↓  房室ブロック
```

　実は正確には、MobitzⅡ型房室ブロック、もしくは**Wenckbach(ヴェンケバッハ)型房室ブロック**が考えられます。ここでは、この2つがどう違うか説明していきます。
　どちらも、たまに心室に命令が伝わらなくなり、その結果、QRS波が見られなくなるのは同じです。しかし、PQ時間が異なります。PQ時間とは、P波の始まりからQ波の始まりまでの部分でしたね。

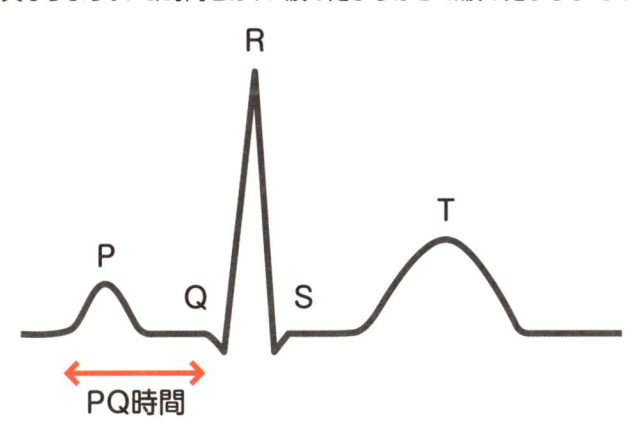

（P, Q, R, S, T波形図　PQ時間）

5 心電図をより詳しく知る

Wenckbach(ヴェンケバッハ)型房室ブロック

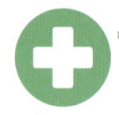

　Wenckbach(ヴェンケバッハ)型房室ブロックはPQ時間が徐々に長くなったあと、心室に命令が伝わらなくなり、QRS波が見られなくなります。

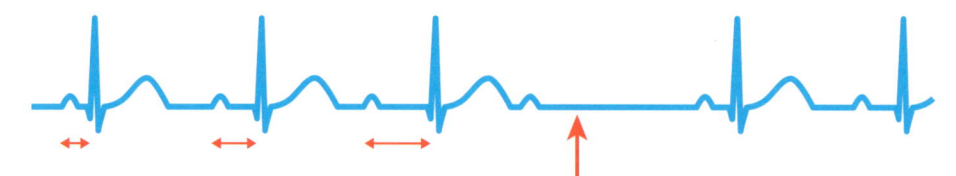

①PQ時間が徐々に延びて　②心室に命令が伝わらなくなる
　　　　　　　　　　　　　（QRS波が見られない）

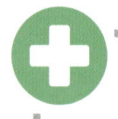

Mobitz(モビッツ)Ⅱ型房室ブロック

　Mobitz(モビッツ)Ⅱ型房室ブロックはPQ時間が一定で、突然心室に命令が伝わらなくなり、QRS波が見られなくなります。

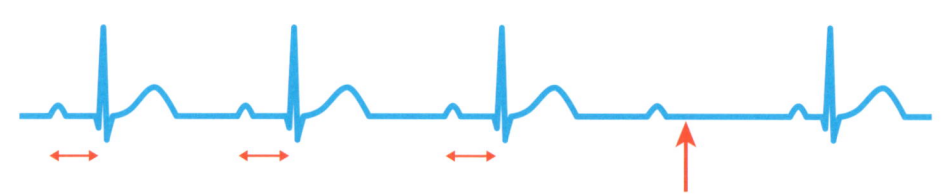

①PQ時間は一定で　②心室に命令が伝わらなくなる
　　　　　　　　　（QRS波が見られなくなる）

---

column

WenckbachとMobitz

　いままで出てきたWenckbachとMobitzとはそもそも何なのでしょうか？
　実は、どちらも医者の名前です。Wenckbachはオランダ出身で、1889年にWenckbach型房室ブロックを報告しました。Mobitzはロシア出身で、1924年にMobitzⅡ型心電図を報告しました。MobitzⅠ型という心電図も報告しましたが、それはWenckbach型心電図と同じ心電図です。
　Wenckbach型心電図はあまり予後に影響しないのですが、MobitzⅡ型心電図は突然の心停止が起こる可能性があるので治療が必要です。

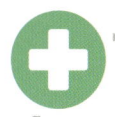

➕ Mobitz(モビッツ)Ⅱ型房室ブロックは治療が必要

　以上が、Wenckbach(ヴェンケバッハ)型房室ブロックとMobitz(モビッツ)Ⅱ型房室ブロックとの区別の仕方です。今回の説明を聞くと

　「意外と簡単じゃん！！」

と思われるかもしれませんが、波形が流れているモニター画面でこの判断をするのは難しいです。
　Wenckbach(ヴェンケバッハ)型房室ブロックは経過観察でいいのですが、Mobitz(モビッツ)Ⅱ型房室ブロックは治療が必要です。
　MobitzⅡ型房室ブロックを、間違ってWenckbach型房室ブロックと診断するのは避けたいです。
　無理をして区別するよりは、MobitzⅡ型房室ブロック、もしくは第2度房室ブロックと判断し、ドクターコールするのがいいと思います。
　もし、判断しなければいけないときは、紙に印刷してから判断するようにしてください。

　ちなみに、Wenckbach型房室ブロックは、MobitzⅠ型房室ブロックとも呼びます。**Wenckbach型房室ブロック**と呼ばれることの方が多いです。

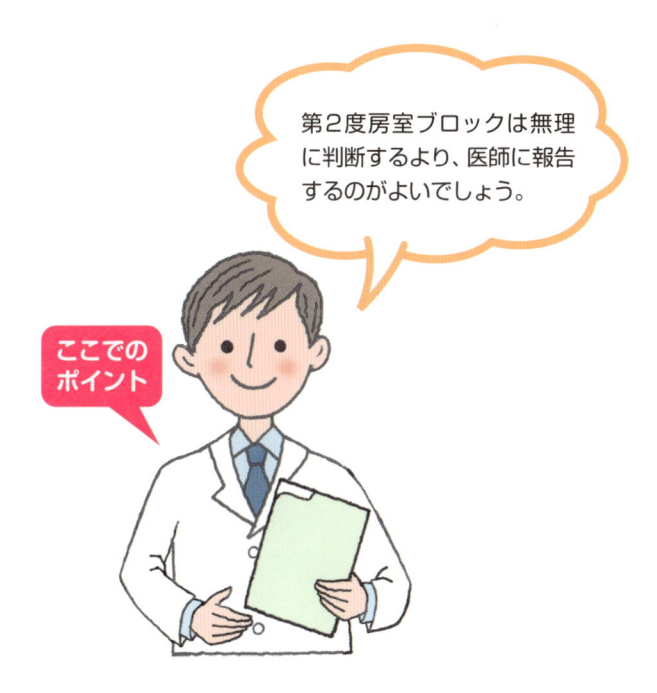

ここでのポイント

第2度房室ブロックは無理に判断するより、医師に報告するのがよいでしょう。

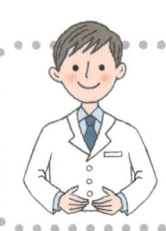

第1度房室ブロック

第1度房室ブロックは、モニター画面で判別するのが難しいのと、緊急性が低いことから、これまでの説明ではとりあげませんでした。ただ、気になる方もいらっしゃると思いますので説明していきます。

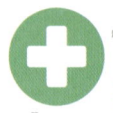

➕ 症例から見てみよう

まずは症例から見てみましょう。

> 50歳男性。会社の検診で心電図異常を指摘され精査目的で来院した。日常生活で気になる症状はない。血圧140/90mmHg、脈拍数70/分。
>
> **HR 70**

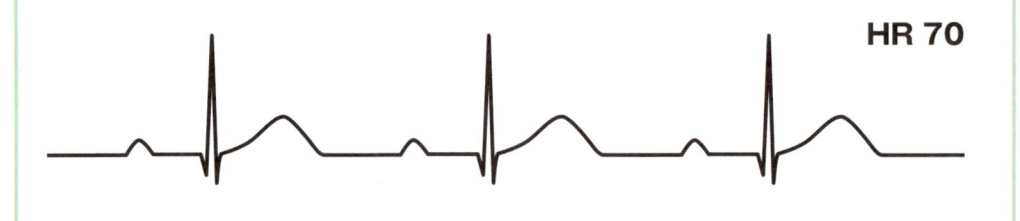

特に症状はなく、ふつうに日常生活を過ごされています。というわけで、緊急性はありませんし、看護師さんが判断しなければいけない状況ではありません。

無理に説明を読む必要はありません。気になる方のみ続きをご覧ください。

♥ 1. 病態と症状

　房室ブロックなので、心房から心室に命令が伝わらなくなった状態です。しかし、伝わらないわけではなく、伝わり方がゆっくりになったのが**第1度房室ブロック**です。
　ゆっくりではありますが、**毎回途切れることなく**伝わっています。心室に毎回命令が伝わるので、心室はふつうに収縮しています。症状は基本的にありません。

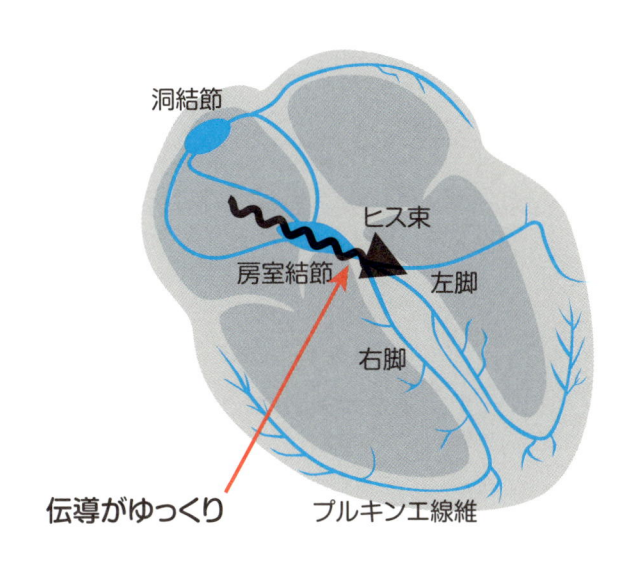

洞結節
ヒス束
房室結節
左脚
右脚
プルキンエ線維
伝導がゆっくり

---

column
心電図の正常値はどこまで覚えるべきか？

　いままで勉強してきて正常値を知らなければ判断できない心電図はいくつあったでしょうか？QRS幅がそうだと思います。それと次ページで出てくるPQ時間くらいです。
　第1度房室ブロックは基本的に経過観察であるので、PQ時間は必ずしも暗記しておかなければいけない値ではないかもしれません。
　このように、モニター心電図を読む上で正常値を知らなければいけないということは、ほとんどありません。よって、心電図を勉強する上で大切なのは、正常値を覚えることではなく、重要な心電図の形を覚えることだと思います。

2. 心電図の波形

●PQ時間が長くなる

PQ時間とは、心房から心室に命令が伝わる時間を意味します。

第1度房室ブロックは、心房から心室への命令がゆっくりになった状態なので、PQ時間は長くなります。

P波は心房の収縮、QRS波は心室の収縮なので、その間のPQは、心房から心室に命令が伝わる時間であるのは当然ですね。

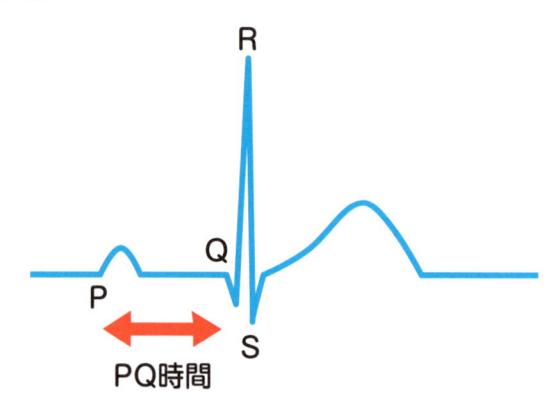

具体的には

「0.2秒以上になります。」

といっても、モニター画面を見て、0.2秒以上かなんてわからないですよね。ですので、紙に印刷して判断する必要があります。

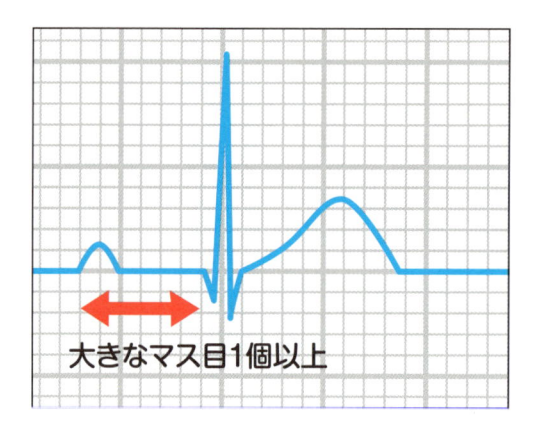

大きいマス目は0.2秒、小さいマス目は0.04秒でした。ですので、大きいマス目だったら1個以上、小さいマス目でしたら5個以上で0.2秒以上となり、PQ時間が長いといえます。

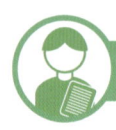

3. 対処法

基本的に経過観察です。

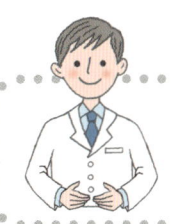

洞不全症候群の分類

洞不全症候群は、洞停止と洞房ブロックに分けられると説明しました。ここではその分け方について見ていきたいと思います。

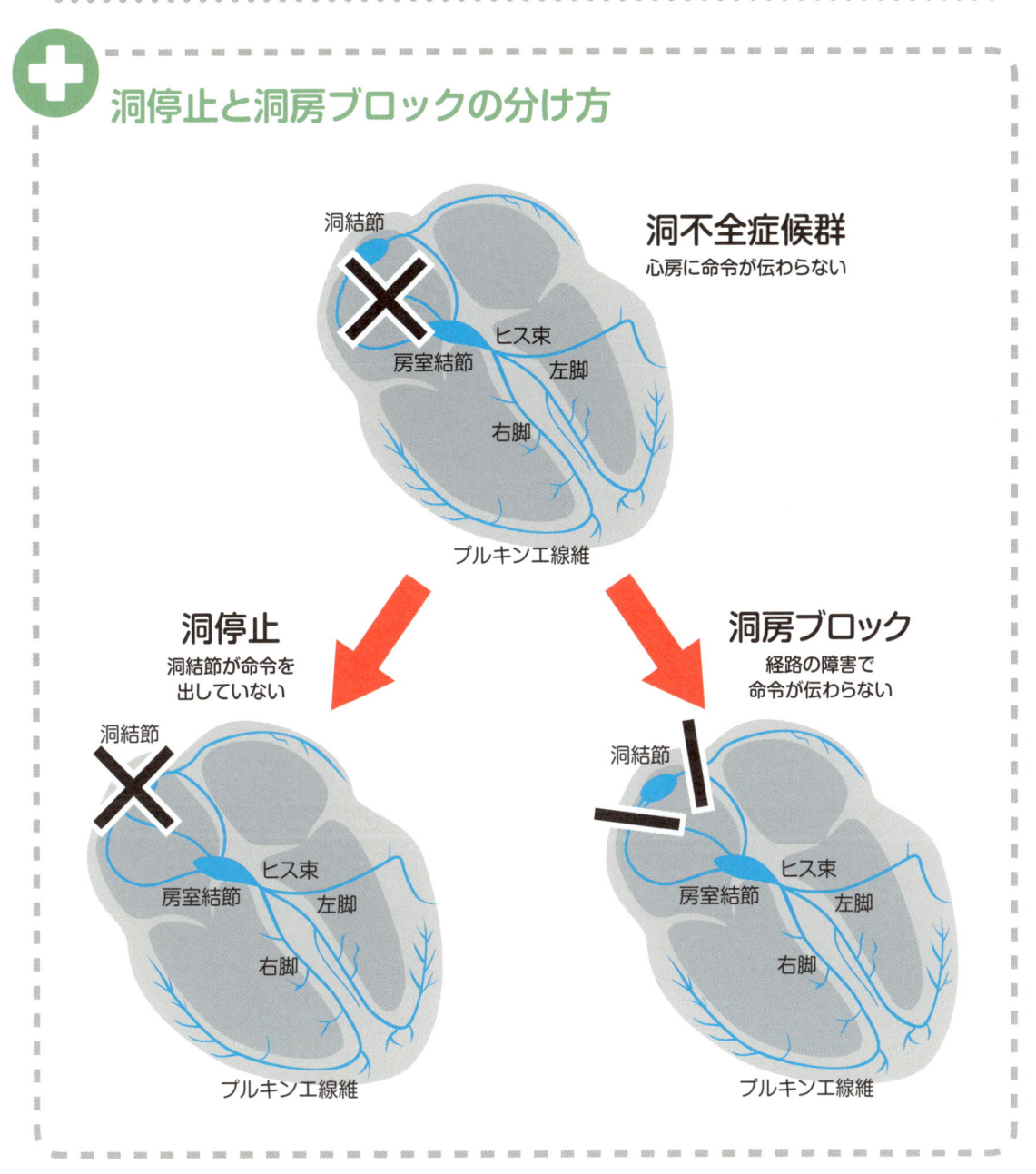

洞停止と洞房ブロックの分け方

洞不全症候群
心房に命令が伝わらない

洞停止
洞結節が命令を出していない

洞房ブロック
経路の障害で命令が伝わらない

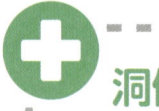

洞停止

　一時的に洞結節から命令が出なくなる病気です。数秒後、自然に命令を再開します。その間は心房や心室に命令が伝わっていません。
　したがって、心電図は数秒間フラットになり、その後、正常な波形に戻ります。ただし、正常な波形が再開するタイミングはいままでとずれます。

〈洞停止〉

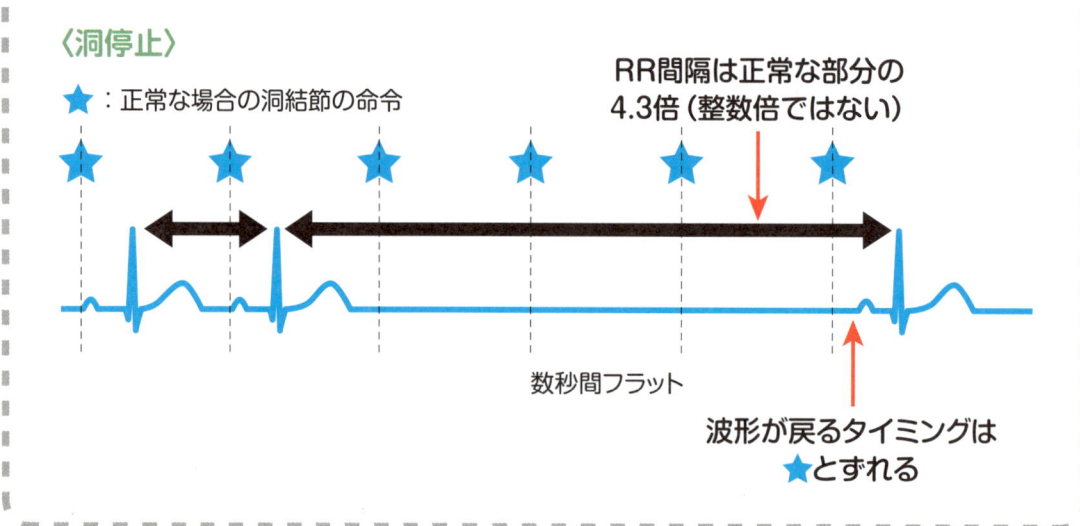

★：正常な場合の洞結節の命令

RR間隔は正常な部分の4.3倍（整数倍ではない）

数秒間フラット

波形が戻るタイミングは★とずれる

洞房ブロック

　洞房ブロックの「洞」は洞結節の洞で、「房」は房室の房です。洞房ブロックとは、洞結節が正常に命令を出しているのに、経路の障害で心房に命令が伝わらなくなる病気です。
　心房に命令が伝わらないと、心室にも命令が伝わりません。
　したがって、心房も心室も収縮せず波形が見られなくなります。その後、命令が伝わるようになると正常な波形が出現します。

〈洞房ブロック〉

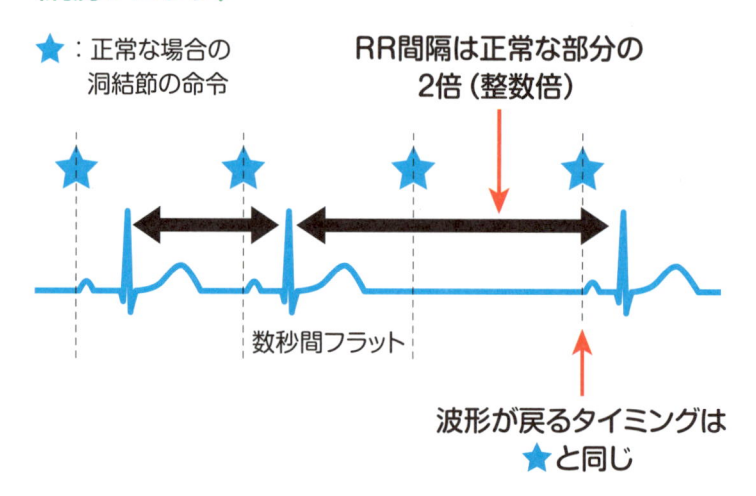

★：正常な場合の洞結節の命令

RR間隔は正常な部分の2倍（整数倍）

数秒間フラット

波形が戻るタイミングは★と同じ

★：正常な場合の洞結節の命令

RR間隔は正常な部分の3倍（整数倍）

数秒間フラット

波形が戻るタイミングは★と同じ

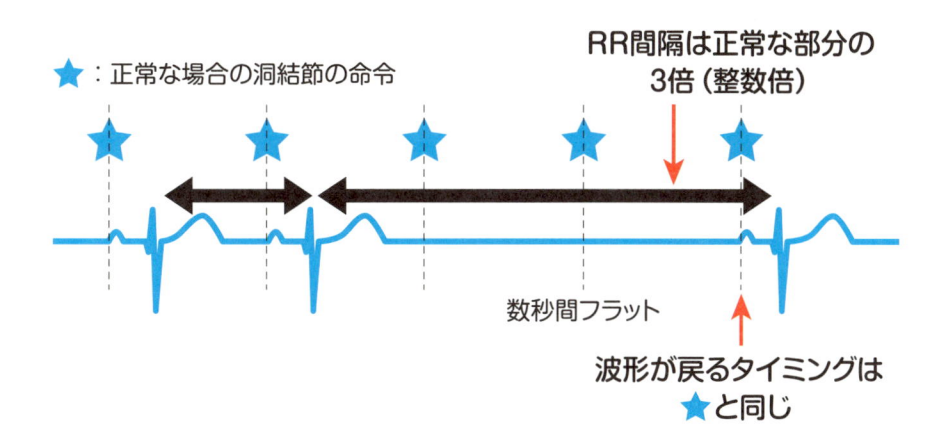

　洞房ブロックは、命令が伝わっていないだけで、洞結節から命令は常に出ています。波形が再開した場合、いままでと同じタイミングになります。
　今回は説明のために★印を用いましたが、実際は、RR間隔からタイミングがずれているかどうかを判断します。
　洞房ブロックでは、フラットな部分を含むRR間隔が正常のRR間隔の2倍、3倍、……となります。何倍になるかは人によりますが、整数倍になります。
　洞停止では少数となり、整数倍になりません。

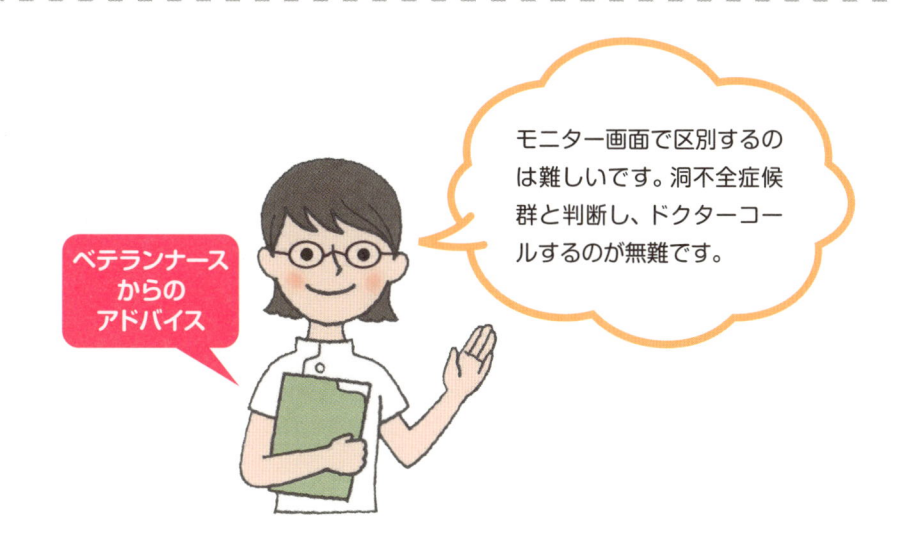

ベテランナースからのアドバイス

モニター画面で区別するのは難しいです。洞不全症候群と判断し、ドクターコールするのが無難です。

5　心電図をより詳しく知る

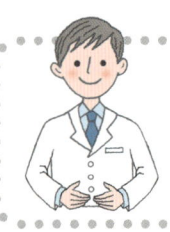

ペースメーカ心電図

ペースメーカは、心臓に電流を流し命令を送ります。その際、心電図ではまっすぐな線が見られます。これを**スパイク**と呼びます。ペースメーカは大きく３つに分けられ、それぞれスパイクの位置が異なります。

➕ 心房ペーシング

心房にうまく命令が伝わらないときが適応になります。
　ペースメーカで心房に命令を送り、心房を収縮させます。心電図では、P波の前にスパイクが見られます。

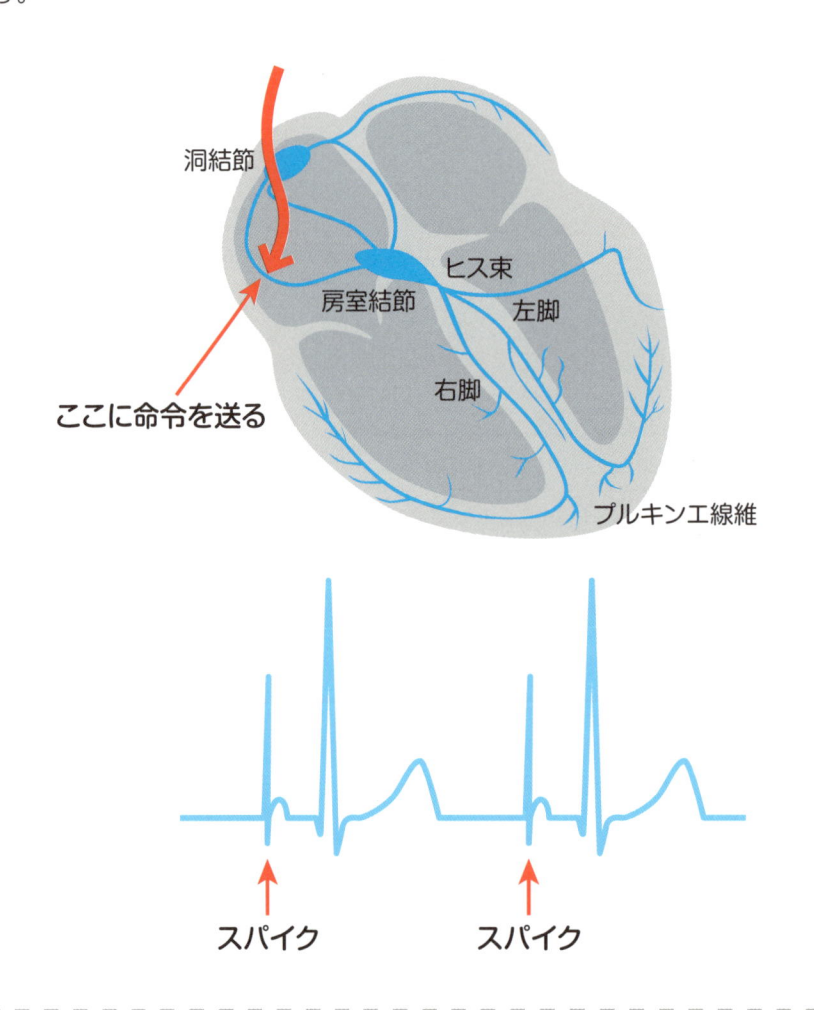

洞結節
房室結節
ヒス束
左脚
右脚
プルキンエ線維

ここに命令を送る

↑　　　　↑
スパイク　スパイク

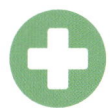

心室ペーシング

心室にうまく命令が伝わらないときが適応になります。

ペースメーカで心室に命令を送り、心室を収縮させます。心電図では、QRS波の前にスパイクが見られます。

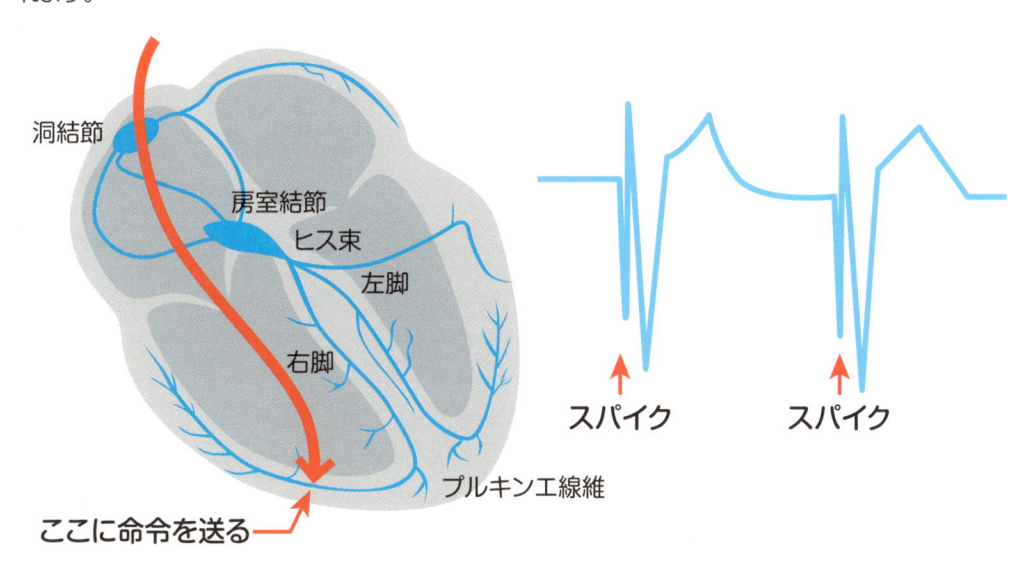

洞結節
房室結節
ヒス束
左脚
右脚
プルキンエ線維
ここに命令を送る

スパイク　スパイク

column
ペースメーカの確認

患者さんにペースメーカが入っているかどうかは心電図でスパイクがあるかどうかを見れば分かるのですが、人によってはスパイクが分かりにくい方もいます。そのときは胸部レントゲン写真を見ればはっきりします。胸部レントゲン写真で下のようなものが写っていたらペースメーカです。

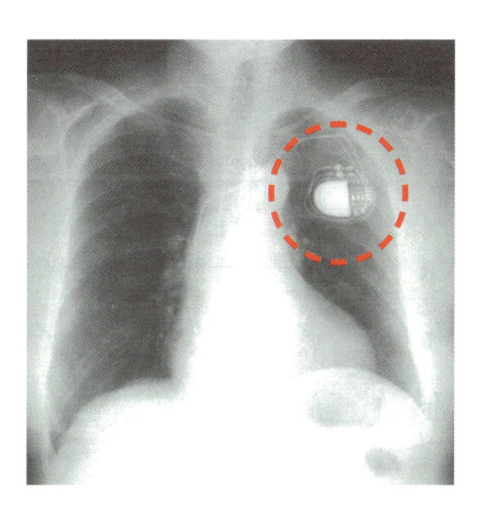

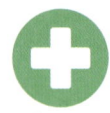

心房・心室ペーシング

心房や心室にうまく命令が伝わらないときが適応になります。ペースメーカで心房と心室に命令を送り、心房と心室を収縮させます。心電図では、P波とQRS波の前にスパイクが見られます。

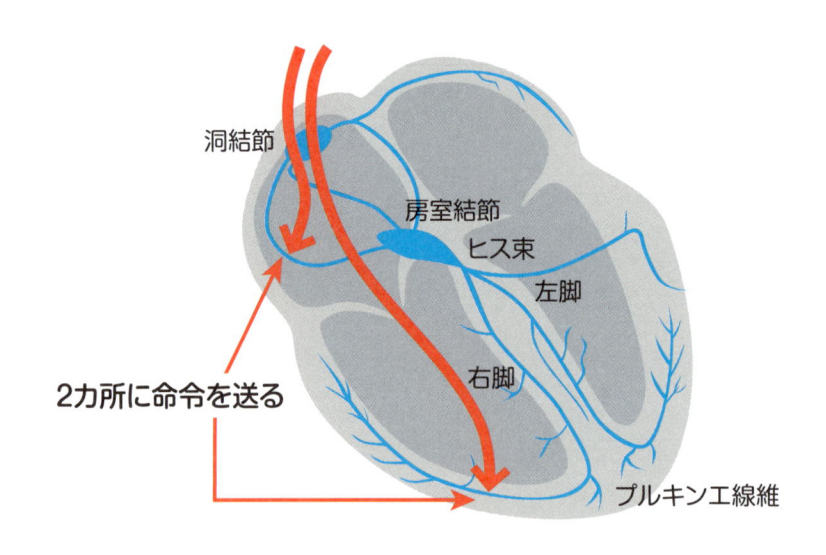

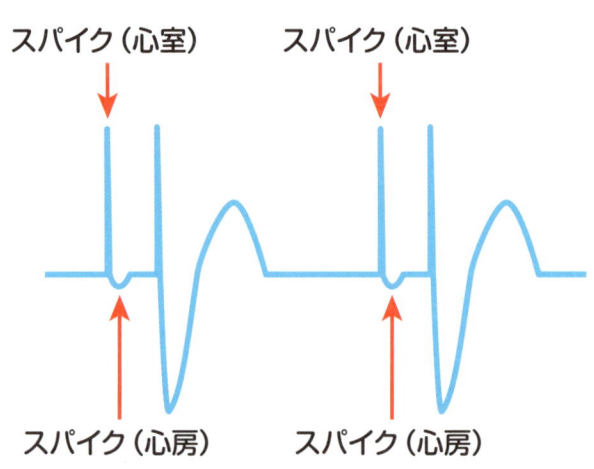

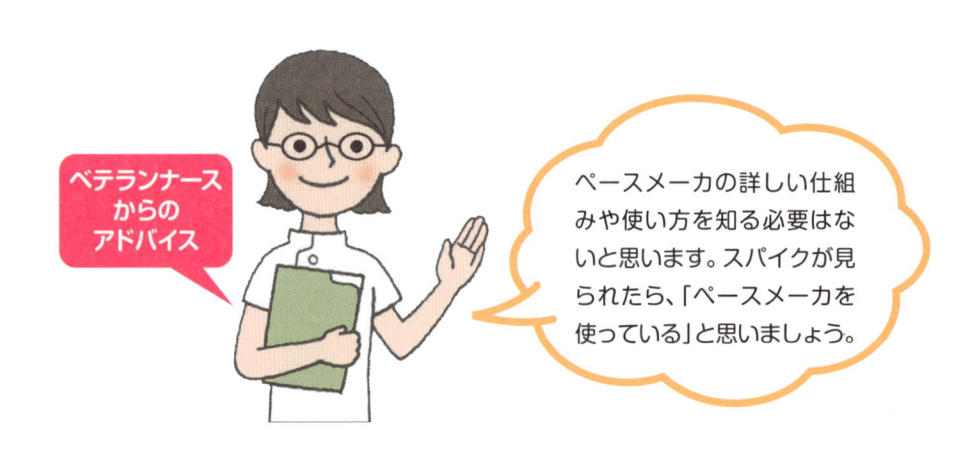

洞結節
房室結節
ヒス束
左脚
右脚
プルキンエ線維
2カ所に命令を送る

スパイク（心室）
スパイク（心房）

ベテランナースからのアドバイス

ペースメーカの詳しい仕組みや使い方を知る必要はないと思います。スパイクが見られたら、「ペースメーカを使っている」と思いましょう。

12誘導心電図

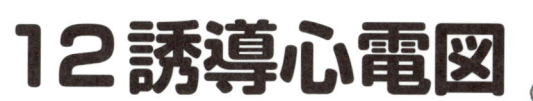

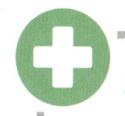

モニター心電図との違い

12誘導心電図って知っていますか？
　電極をたくさん貼る心電図です。12個のポイントから心臓の電気の流れを見ていて、1枚の紙に12個の心電図が記録されます。なぜ、12個も記録する必要があるのでしょうか？　モニター心電図とは何が違うのでしょうか？
　心電図をとる目的は、主に不整脈と虚血性心疾患（心筋梗塞、狭心症）の診断です。
　モニター心電図は、不整脈の診断はできますが、虚血性心疾患はあまり診断することができません。
　12誘導心電図は、どちらも診断することができます。虚血性心疾患を疑ったら、必ず12誘導心電図をとる必要があります。

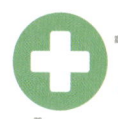

電極の貼り方

　看護師さんが12誘導心電図で診断することはありませんが、心電図をとるよう指示されることはあるかと思いますので、とれるようにしておきましょう。

　四肢に電極を4個、胸部に6個付けます。電極の色と付ける場所が大事です。

● 四肢
手足に4個電極を付けます。大きな洗濯バサミみたいなものです。

- **右手に赤**
- **左手に黄**
- **左足に緑**
- **右足に黒**

です。

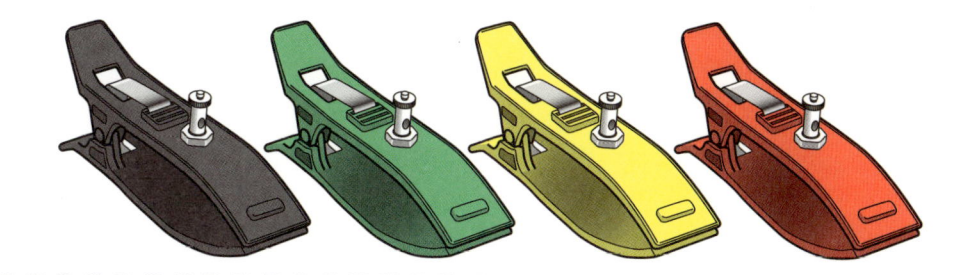

5　心電図をより詳しく知る

あきみちくん

右手から時計回りに、「あきみちくん」で付けると覚えやすいです。「あ」が赤、「き」が黄、「み」が緑で「く」が黒です。「ち」と「ん」がないのは、あまり気にしないでください。赤、黄、緑を付けると黒が残ります。残りの右足に付けましょう。

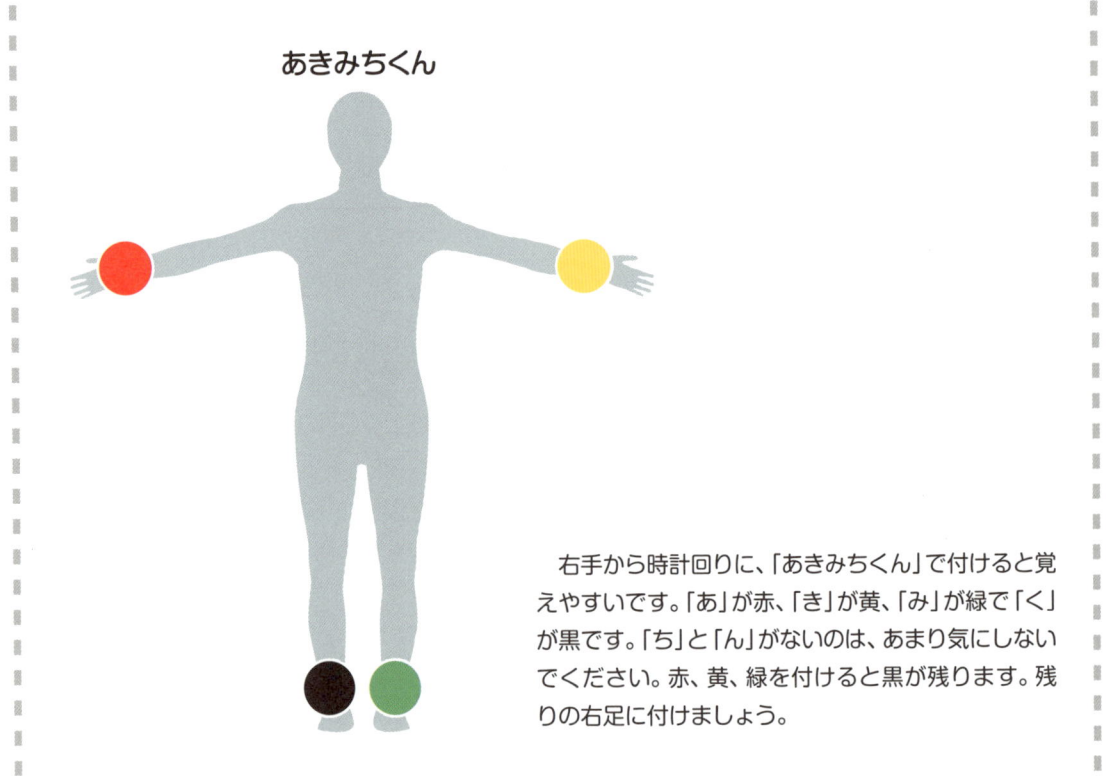

● 胸部

胸に6個付けます。スポイトみたいなタイプ、もしくは貼るタイプのものもあります。

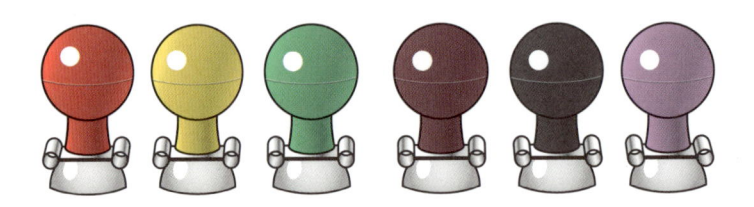

- V1：第4肋間胸骨右縁に赤
- V2：第4肋間胸骨左縁に黄
- V3：V2とV4の間に緑
- V4：第5肋間で左鎖骨中線に茶
- V5：V4と同じ高さで左前腋窩線に黒
- V6：V4と同じ高さで左中腋窩線に紫

です。

看護師さんに声をかけながら検査してもらえたので、不安が和らぎました。

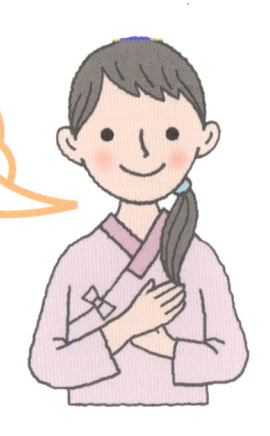

あきみちくん

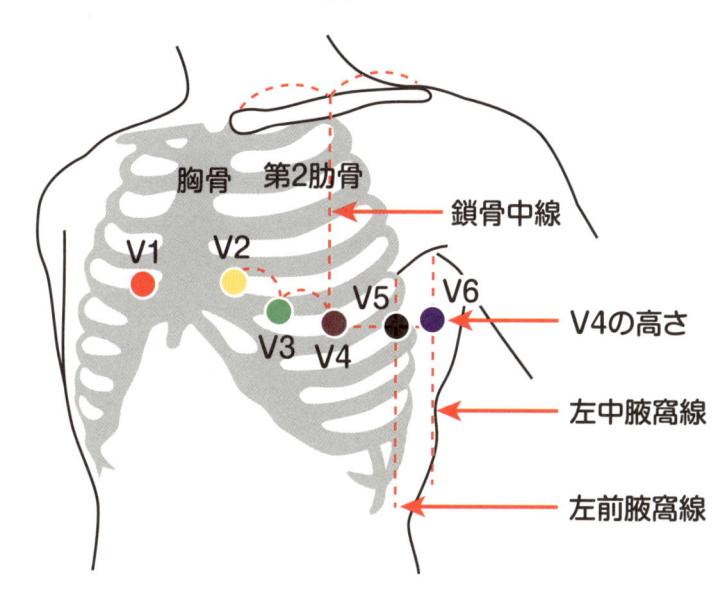

（図：胸部誘導 V1〜V6 の貼付位置。胸骨、第2肋骨、鎖骨中線、V4の高さ、左中腋窩線、左前腋窩線を示す）

これも「あきみちくん」で覚えましょう。
「あ」が赤、「き」が黄、「み」が緑、「ち」が茶、「く」が黒「ん」が紫です。
最後の「ん」が紫なのはちょっと微妙ですが、残りの1つを付ければいいのです。あまり深く気にしないでください。

● 貼る位置をどのように見付けるのか

電極を貼るときは、第4肋間の位置がポイントです。どのように見付けたらよいのでしょうか？
まずは第1肋間を見付けましょう。
第1肋間は鎖骨の下のくぼみです。その下のくぼみが第2肋間、第3肋間、第4肋間、第5肋間、…となります。地道に探しましょう。

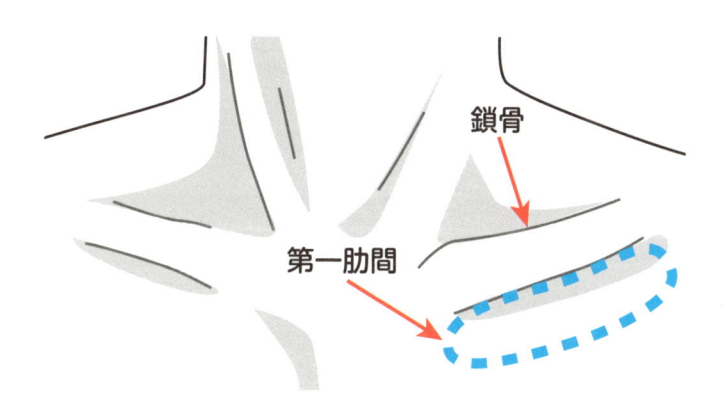

（図：鎖骨と第一肋間の位置）

これで電極を付けることができますね。四肢に4個、胸部に6個の合計10個でした。
「あれ？12誘導心電図なのだから電極も12個必要なのでは？」と思うかもしれませんが、10個でいいんです。

● 電極の組み合わせ

　四肢には4個しか電極を貼っていません。しかし、それらの電極を組み合わせることで、6カ所から電気の流れを見ることができます。

　具体的には、右手のaVR、左手のaVL、左足のaVF、右手と左手を組み合わせたⅠ誘導、右手と左足を組み合わせたⅡ誘導、左手と左足を組み合わせたⅢ誘導の6誘導となります。

　これに胸部のV1、V2、V3、V4、V5、V6誘導の6誘導を合わせて12誘導となります。

　別にどれが何という名前かは覚えなくていいです。適応と電極の貼る位置をしっかり覚えてください。

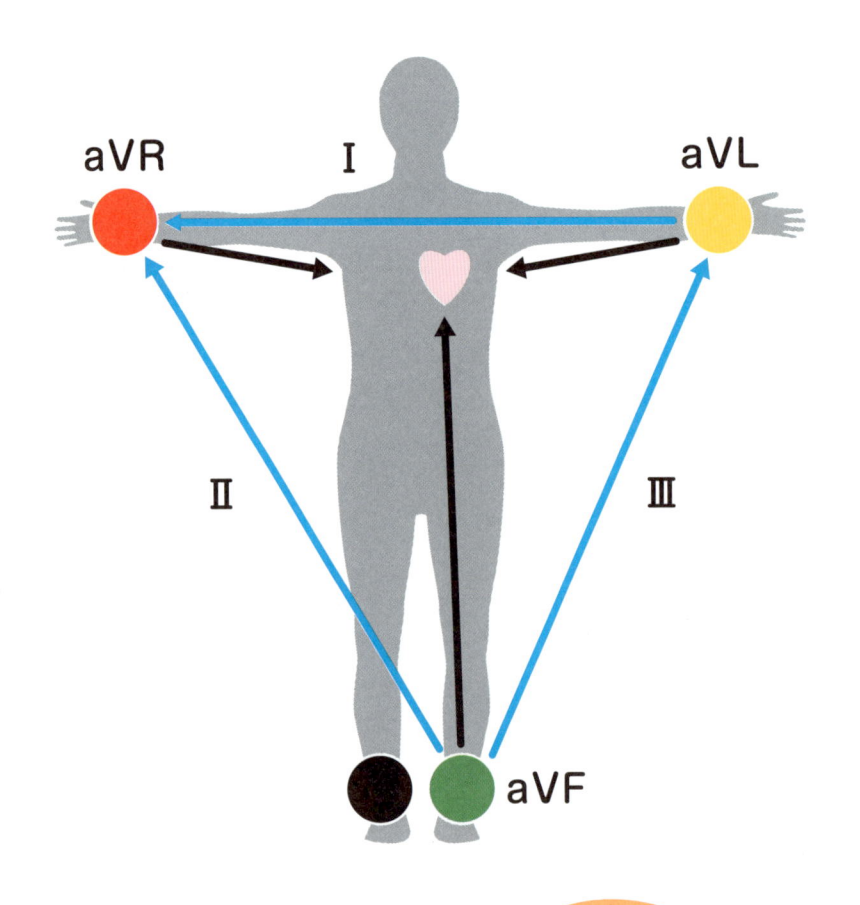

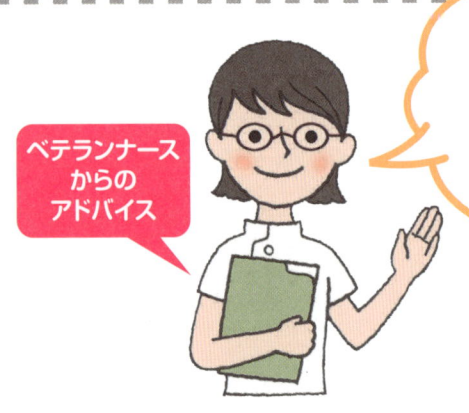

ベテランナースからのアドバイス

モニター心電図はこの中のⅡ誘導です。モニター画面でⅠ誘導、Ⅲ誘導に切り替えることも可能です。なぜⅡ誘導かというと、Ⅱ誘導が最も見やすいからです。

なぜ 12 個も誘導が必要なのか

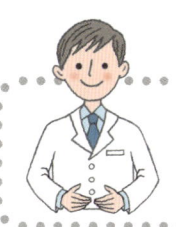

12誘導とは、12個の方向から心臓の電気活動を見るものです。なぜ、12個も誘導が必要なのでしょうか？

病変がどこにあっても見逃さないようにする

結論からいうと、見逃しをなくすためです。特に虚血性心疾患のときに威力を発揮します。
つまり、狭心症と心筋梗塞です。
ところで、狭心症や心筋梗塞ってどんな病気か知っていますか？
心臓にあまり血液が流れなくなる病気です。もっと詳しくいうと、心臓の一部に血液が流れなくなる病気です。
「一部」というのがポイントです。例えば、緑色の部分が血液が流れなくなった場所（病変）としましょう。

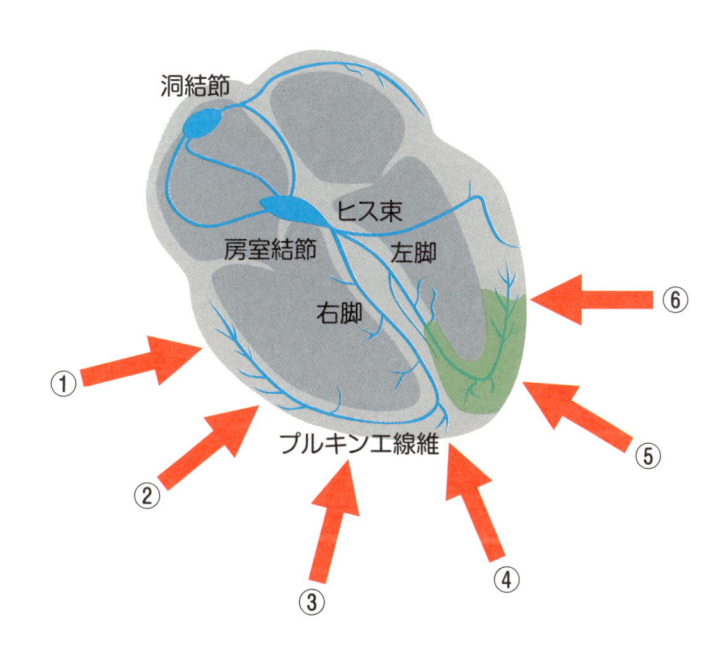

①〜③の方向からだと、緑の病変が見えません。しかし、④〜⑥の方向からはよく見えます。
このように、病変の場所によって、見える位置と見えない位置があります。
病変がどこにあっても見逃さないようにするためには、多くの位置から観察する必要があります。
しかし、100個も200個も電極を付けるのは現実的ではありません。多すぎず少なすぎない数、それが12なんです。

心筋梗塞・狭心症

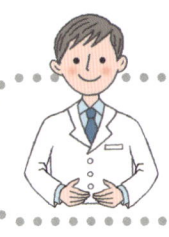

心筋梗塞と狭心症では、心電図がどのように変化するか具体的に見ていきましょう。

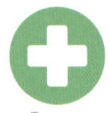

➕ 心筋梗塞

心筋梗塞は**ST上昇**が特徴です。**ST**とはQRS波の終わりからT波の始まりの部分（青色）のことです。

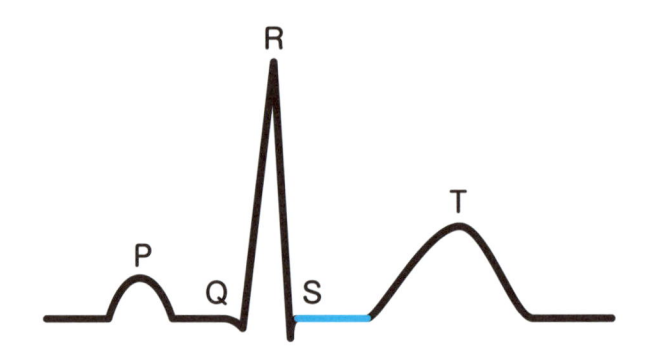

ST上昇とは、STが正常な位置より上にある状態をいいます。今回の心電図では、Ⅱ誘導、Ⅲ誘導、aVF誘導でST上昇が見られます。

このようにすべての誘導でSTが上昇するわけではありません。変化の見られない誘導もあります。したがって、見逃しをなくすために12誘導が必要です。

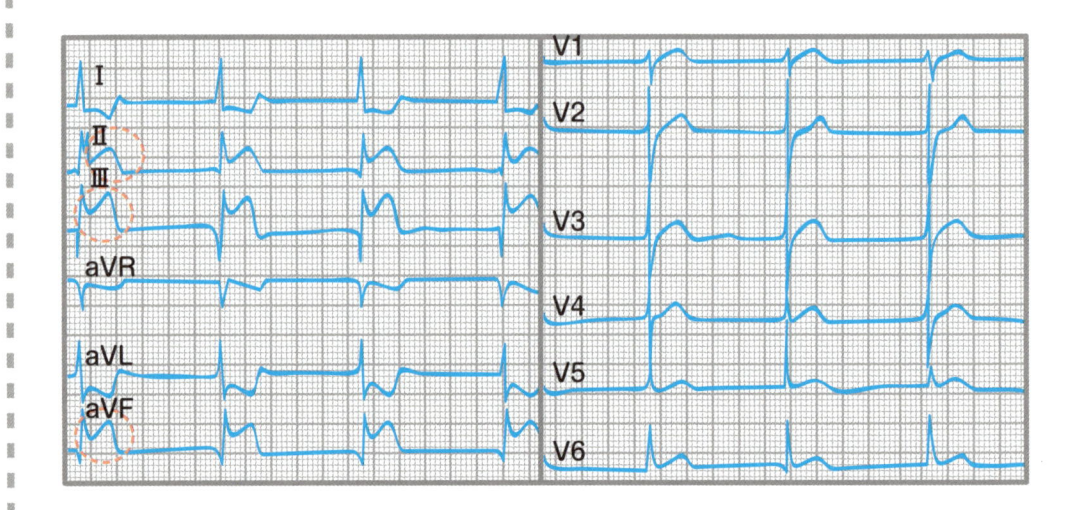

150

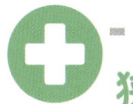

➕ 狭心症

狭心症はST低下が特徴です。**ST低下**とは正常な心電図よりSTが下にある状態をいいます。今回の心電図ではⅡ誘導、Ⅲ誘導、aVF誘導、V3〜V6誘導でST低下が見られます。

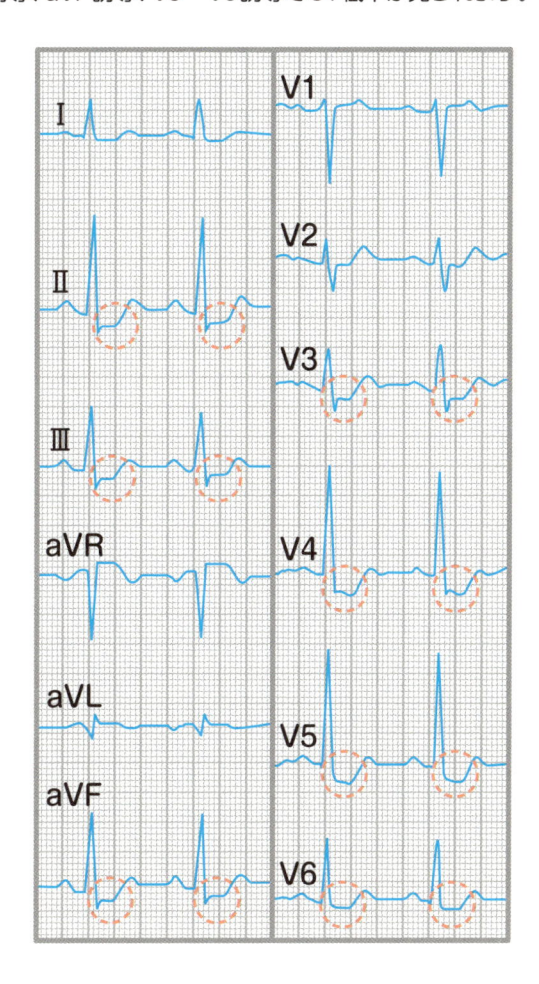

このように、狭心症もすべての誘導でST低下が見られるわけではありません。変化の見られない誘導もあります。したがって、見逃しをなくすために12誘導が必要です。

> 患者さんが、「胸痛」や「胸の苦しさ」などの心筋梗塞や狭心症を思わせる症状を訴えたら、12誘導心電図をとるようにしてください。

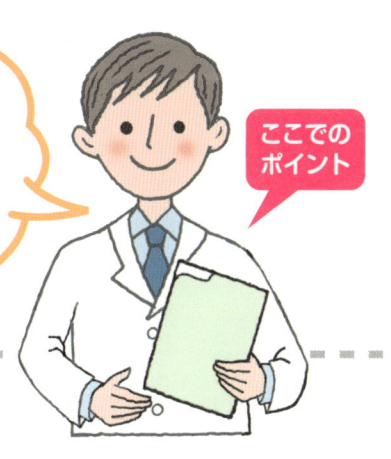

ここでのポイント

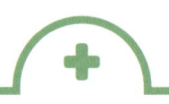

14個の心電図のまとめ

超緊急な心電図

心室細動

＜波形の特徴＞

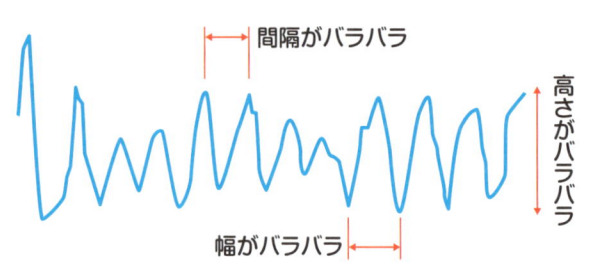

間隔がバラバラ
高さがバラバラ
幅がバラバラ

対処法
- CPR
- AED
- ドクターコール

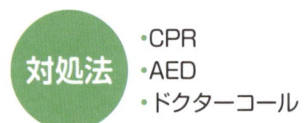

心室頻拍

＜波形の特徴＞

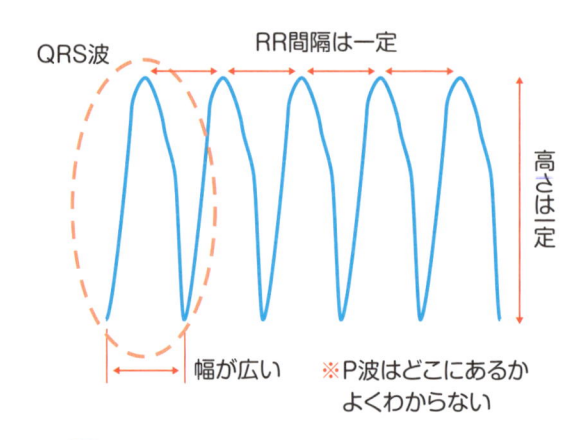

QRS波
RR間隔は一定
高さは一定
幅が広い
※P波はどこにあるかよくわからない

対処法
- CPR
- AED
- ドクターコール

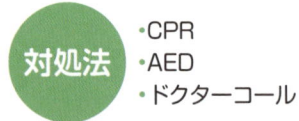

心静止

＜波形の特徴＞

ずーっと平ら（フラット）なまま

対処法
- CPR
- ドクターコール

無脈性電気活動（PEA）

＜波形の特徴＞

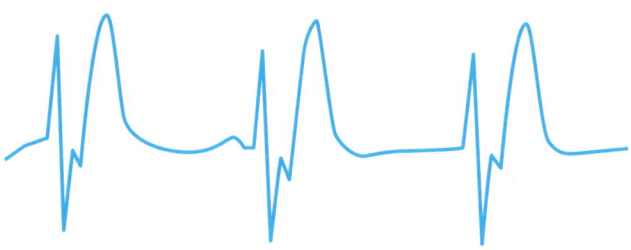

※脈が触れないのがポイント

対処法
- CPR
- ドクターコール

緊急な心電図

第3度房室ブロック

＜波形の特徴＞

RR間隔は広い

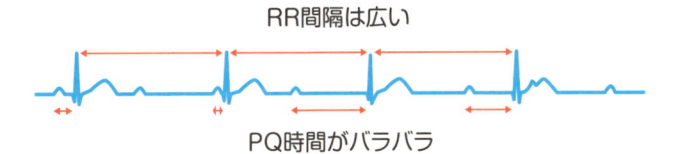

PQ時間がバラバラ

対処法
- ドクターコール

5 心電図をより詳しく知る

第2度房室ブロック

＜波形の特徴＞

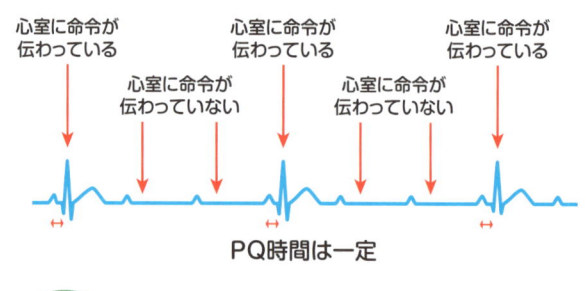

心室に命令が伝わっている　心室に命令が伝わっていない　心室に命令が伝わっている　心室に命令が伝わっていない　心室に命令が伝わっている

PQ時間は一定

対処法
- ドクターコール

洞不全症候群

＜波形の特徴＞

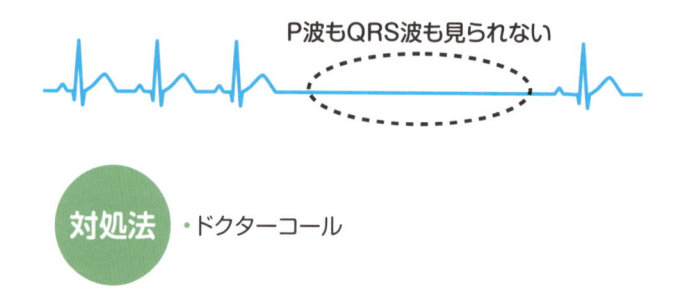

P波もQRS波も見られない

対処法
- ドクターコール

心房細動

＜波形の特徴＞

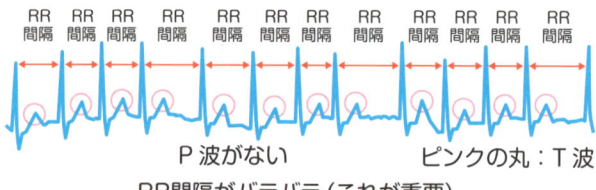

RR間隔　RR間隔　RR間隔　RR間隔　RR間隔　RR間隔　RR間隔　RR間隔　RR間隔　RR間隔　RR間隔

P波がない　　　　ピンクの丸：T波
RR間隔がバラバラ（これが重要）

対処法
- 頻拍・徐脈、症状があるときはドクターコール

心房粗動

<波形の特徴>

RR間隔は一定

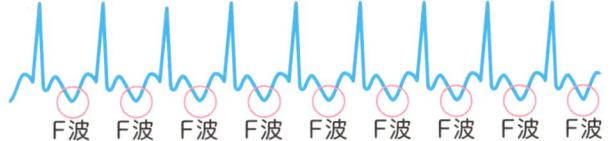

QRS波 QRS波 QRS波 QRS波 QRS波 QRS波 QRS波 QRS波 QRS波

F波 F波 F波 F波 F波 F波 F波 F波 F波

対処法
- ドクターコール

発作性上室頻拍

<波形の特徴>

RR間隔は一定　　←→：RR間隔

QRS波 QRS波 QRS波 QRS波 QRS波 QRS波 QRS波 QRS波 QRS波 QRS波 QRS波 QRS波 QRS波 QRS波 QRS波 QRS波 QRS波 QRS波

P波はよくわからない

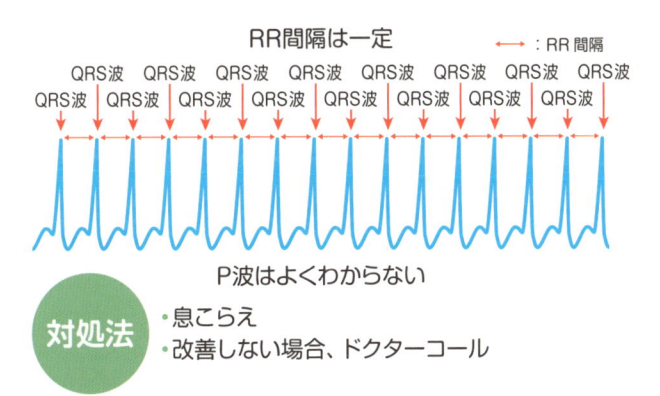

対処法
- 息こらえ
- 改善しない場合、ドクターコール

ケース・バイ・ケースな心電図

洞性頻脈

<波形の特徴>

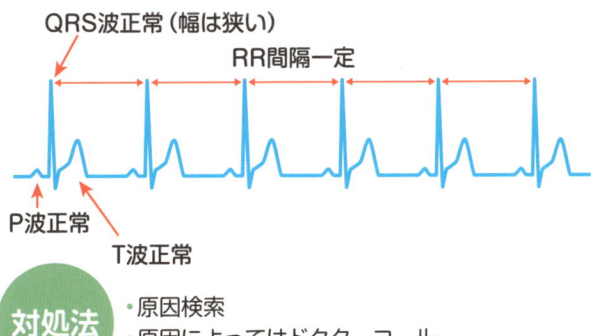

QRS波正常（幅は狭い）
RR間隔一定

P波正常
T波正常

対処法
- 原因検索
- 原因によってはドクターコール

洞性徐脈

＜波形の特徴＞

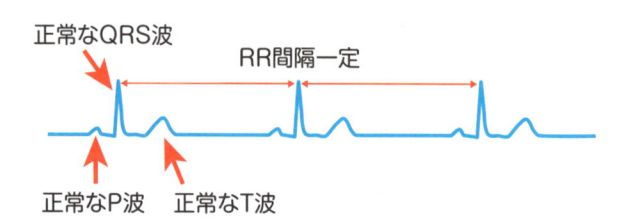

- 正常なQRS波
- RR間隔一定
- 正常なP波
- 正常なT波

対処法
- 症状があるときはドクターコール

心室期外収縮

＜波形の特徴＞

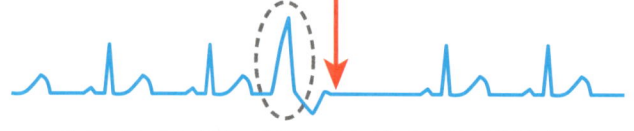

ここに正常波形が出るはずだが1回お休み。

正常（予想）よりも早い位置に幅の広いQRS波が見られる。

[危険な波形]
- ● T波に重なっている（R on T） 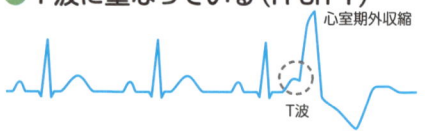
  - 心室期外収縮
  - T波
- ● 連続（2連続、3連続）
  - 2連発
  - 心室期外収縮
  - 連続

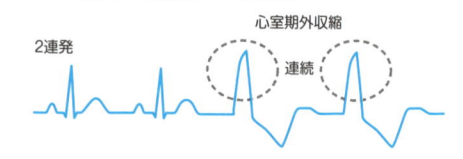

対処法
- 多くは経過観察
- 危険な波形ではドクターコール

上室期外収縮

＜波形の特徴＞

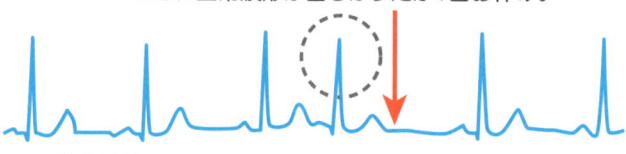

ここに正常波形が出るはずだが1回お休み。

正常（予想）よりも早い位置に幅の狭いQRS波がみられる。

対処法
- 多くは経過観察
- 心臓に問題がある場合はドクターコール

あとがき

最後までお読みいただき、ありがとうございました。
さて、このあと、どうすればよいか考えてみます。

もう1度、基礎稿を読んでみる。

応用編（第5章）を読んだあとで基礎編（第2章〜第4章）を読んでみると、いままでより理解できたり、新たな発見があったりするかもしれません。気になるページだけでもいいので、もう一度読んでみることをお薦めします。

ほかの心電図の本を読んでみる。

本書に限らず、どんな本もそうですが、1冊で完璧に勉強できる本は存在しません。特に本書はわかりやすさを重視したため、頻度の少ないものや例外、細かい原理は記載しておりません。それらを勉強してみたいと思われる方は、少し難しめの本を買って読んでみるのもいいかもしれません。本書で基礎はしっかり勉強しましたので、いままでよりスムーズに読めるはずです。

実際のモニター心電図を見てみましょう。

やはり、知識というものは実際に使わないと身につきません。いままでより意識してモニター心電図を見てみてください。

応用編（第5章）を読んだからといって、モニター心電図が完璧に読めるようになるわけではありません。医師でも何年もかけて勉強していくものです。ですので、よくわからない心電図が出てきてもがっかりしないでください。大事なものはすでに勉強したので落ち込むことなく、その都度、心電図に詳しい人に聞くなどして、解決していくのがよいでしょう。かなり力がつきます。

同シリーズを読んでみる

もし、本書が気に入っていただけましたら、同シリーズの「輸液」もお薦めです。輸液も心電図と同様、どの科で働いていても必要な知識です。

でも、なかなか理解するのが大変です。こちらもわかりやすく、実際の現場でタメになることを書きましたので是非、読んでください。

佐藤 弘明

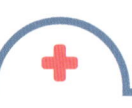

索引

●あ行
アーチファクト	113
あきみちくん	41,146
息こらえ	88
ヴェンケバッハ型房室ブロック	133,134

●か行
完全房室ブロック	59,60
期外	104
狭心症	149,151
虚血性心疾患	145,149
経皮ページング	65
高度房室ブロック	132

●さ行
サイナス	95
刺激伝導系	24
自動能	60
上室期外収縮	21,109,118,156
上室性	128
所見	26
徐脈	18,103
心筋梗塞	149,150
心室期外収縮	21,104,118,156
心室細動	20,30,55,152
心室性	128
心室頻拍	20,34,55,104,152
心室ページング	143
心静止	20,42,55,153
心停止	43
心電図所見	26
心電図波形	18
心肺蘇生	31,37
心拍数	18,40,103,124
心房細動	20,77,92,154
心房・心室ページング	144
心房粗動	20,82,92,155
心房ページング	142
スパイク	142
正常値	38
正常な心電図	23

●た行
第1度房室ブロック	59,136,137
第2度房室ブロック	20,59,66,92,130,154
第3度房室ブロック	20,59,60,92,153
タキカルディア	98
タキってる	98
電極の貼り方	41,145
洞結節	24
洞性徐脈	21,99,118,156
洞性頻脈	21,94,118,155
洞停止	140
洞不全症候群	20,72,92,139,154
洞房ブロック	140
ドクターコール	26

●な行
二段脈	106

●は行
波形	18
波形を読む	19
幅が狭い	35
幅が広い	35
病態	22
頻拍	18,103
頻脈	103

ブロック	58
ページング	65,91
ペースメーカ	142
ペースメーカ心電図	142
房室ブロック	58,60
発作性上室頻拍	20,87,92,155

●ま行

脈拍数	103
無脈性電気活動	20,48,55,153
モビッツⅡ型房室ブロック	132,134

●アルファベット

AED	31,37,52
AFL	82
CPR	31,37,50
DNRオーダー	44
F波	83
HR	18
Mobitz	134
MobitzⅠ型房室ブロック	135
MobitzⅡ型房室ブロック	132,134
P波	23,25
PEA	20,48,55,153
PQ時間	138
PSVT	87
PVC	104
Q波	23
QRS波	23,25,35
R波	23
RR間隔	35,61,78,90
S波	23
sinus	95
ST	150
ST上昇	150
ST低下	151
SVPB	109
T波	23,25
VF	30
VT	34
Wenckbach	134
Wenckbach型房室ブロック	133,134

●数字

Ⅰ誘導	148
2：1房室ブロック	131,132
Ⅱ誘導	148
3：1房室ブロック	131
3：2房室ブロック	130
Ⅲ誘導	148
4：1房室ブロック	131
4：3房室ブロック	130
12誘導心電図	145

【著者略歴】
佐藤 弘明（さとう ひろあき）

2010年　福島県立医科大学卒業
2010年　公立藤田総合病院勤務
2012年　福島県立医科大学勤務
2013年　福島県赤十字血液センター勤務
2015年　板橋中央総合病院勤務

【監修者】
新谷　太（しんたに ふとし）
1989年慶應義塾大学医学部卒業。慶應義塾大学病院の勤務を経て、東京武蔵野病院、東京メディカルクリニック、晴和病院、仙台厚生病院で、精神科・心療内科および総合内科の診療に従事してきた。また長年にわたり医師国家試験予備校ＭＡＣで、講師として医学をわかりやすく教えている。現在は中山病院に勤務しながら医学生の教育を行っている。

【編集協力】
株式会社 エディトリアルハウス

【本文イラスト】
まえだ　たつひこ

【本文キャラクター】
大羽　りゑ

看護の現場ですぐに役立つ
モニター心電図

発行日	2015年10月 1日	第1版第 1 刷
	2021年 2月 1日	第1版第10刷

著　者　佐藤　弘明

発行者　斉藤　和邦
発行所　株式会社 秀和システム
〒135-0016
東京都江東区東陽2-4-2　新宮ビル2F
Tel 03-6264-3105（販売）Fax 03-6264-3094
印刷所　図書印刷株式会社　　　　Printed in Japan
ISBN978-4-7980-4297-8 C3047

定価はカバーに表示してあります。
乱丁本・落丁本はお取りかえいたします。
本書に関するご質問については、ご質問の内容と住所、氏名、電話番号を明記のうえ、当社編集部宛FAXまたは書面にてお送りください。お電話によるご質問は受け付けておりませんのであらかじめご了承ください。